A. SÉCHERET & Dr G. SÉCHERET

Enseignement Populaire

HYGIÈNE ET TUBERCULOSE

PARIS
EUG. MOLOUAN, ÉDITEUR
35, rue Madame, 35

ENSEIGNEMENT POPULAIRE

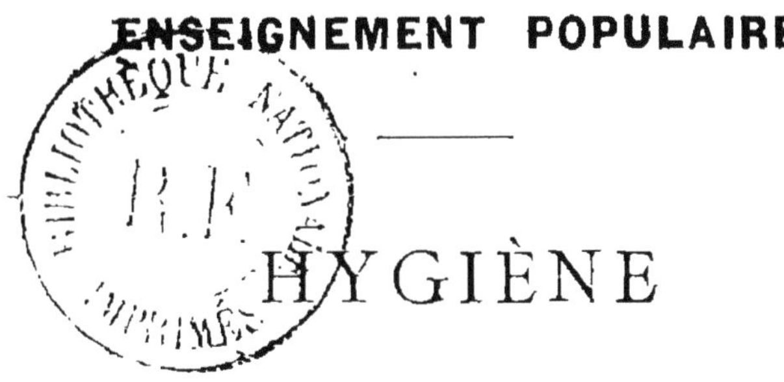

HYGIÈNE

ET

TUBERCULOSE

ENSEIGNEMENT POPULAIRE

HYGIÈNE ET TUBERCULOSE

ÉTUDE SOCIOLOGIQUE

A L'USAGE

DES INSTITUTEURS ET INSTITUTRICES, DES MÉDECINS, DES ARCHITECTES, DES MAIRES, DES DÉLÉGUÉS CANTONAUX, DES ORGANISATEURS DE COURS D'ADULTES, D'ŒUVRES POST-SCOLAIRES, ETC.

PAR MM.

A. SÉCHERET
Directeur d'école primaire
Lauréat du prix Huiard

le Dr G. SÉCHERET
de la Faculté de Médecine
de Paris

Préface de **M. A. GILBERT**
Professeur de thérapeutique à la Faculté de Médecine
Membre de l'Académie de Médecine

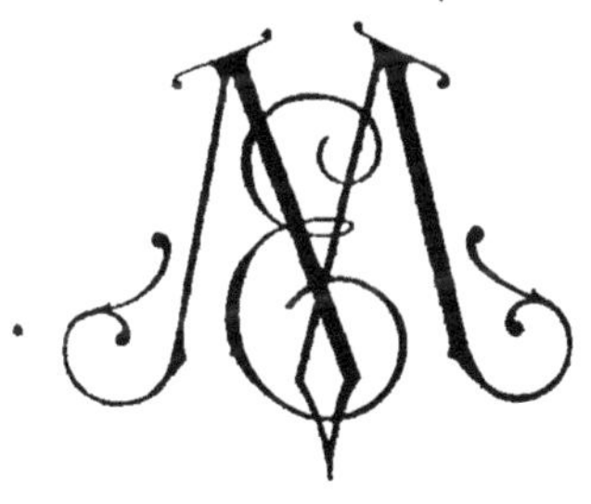

PARIS
EUG. MOLOUAN, LIBRAIRE-ÉDITEUR
35-37, RUE MADAME, 35-37

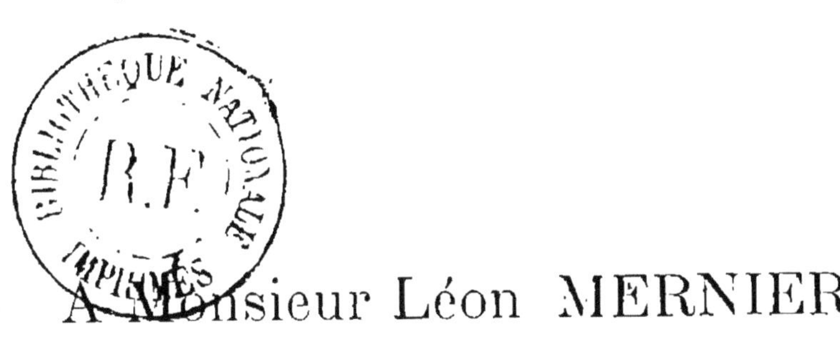

A Monsieur Léon MERNIER

Industriel à Braux (Ardennes)

Président de la

SOCIÉTÉ DE MUTUALITÉ SCOLAIRE

du canton de MONTHERMÉ

Hommage affectueux et sympathique des auteurs.

PRÉFACE

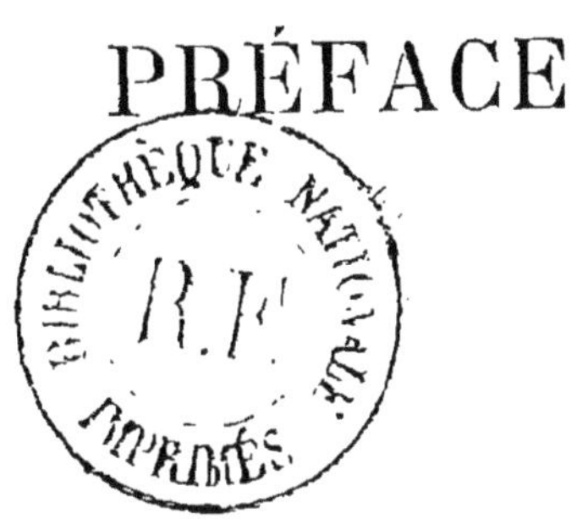

Depuis une vingtaine d'années, l'Hygiène, science positive, a fait des progrès tels qu'il devenait urgent, dans l'intérêt des individus et des sociétés, d'établir ses axiomes sous forme de Lois. Les pouvoirs publics l'ont bien compris; et, après une série de dispositions législatives qui devaient aboutir, d'une part, à la grande loi de mars 1902, d'autre part, et plus récemment, à la création d'un *Ministère de l'Hygiène et du Travail*, ils ont clairement exposé leurs vues au sujet de ce qui touche la santé populaire. Ils ont laissé entendre, en même temps, que tout serait pour le mieux dans la meilleure des Républiques, si nos législateurs étaient, en plus grand nombre, choisis parmi les hygiénistes.

La question sociale, difficile à résoudre, parce qu'elle met trop d'égoïsme en présence de trop de besoins, se placerait tout naturellement sur un terrain de conciliation et d'entente, si elle était surtout dominée par des idées d'altruisme et d'intérêt général, qui sont le propre de la Science.

Il en est ainsi dans les pays de progrès où tout est subordonné à la décision des hygiénistes : Etats-Unis, Suisse, Angleterre, voire même Allemagne.

Un tel état de choses, qui eût profondément surpris il y a seulement une cinquantaine d'années, avant les découvertes de Pasteur, paraît aujourd'hui absolument rationnel. Les savants se sont trop emparés de l'opinion publique pour que celle-ci n'applaudisse pas, comme il convient, aux efforts énergiques qu'ils tentent pour améliorer le sort des individus.

La partie de l'hygiène consacrée aux écoles, aux enfants, aux maîtres et maîtresses, à tout ce qui touche à l'enseignement populaire, a, tout autant que les autres branches de l'hygiène générale, fait l'objet d'études toutes spéciales, pour lesquelles des critiques assez vives n'ont pas été ménagées. Elles ont été entendues, pour la plupart, et ont donné naissance à des instructions, décrets, circulaires, etc., émanant de divers ministères. Et cependant, en raison même de l'utilitarisme de la question, ne paraît-il pas que ces lois ont été trop lentes à être promulguées, et qu'il a fallu de trop longs et patients efforts pour arriver à un bien-être, très relatif encore à l'heure actuelle, eu égard à la route qui reste à parcourir?

L'Hygiène à l'École! N'est-elle pas, maintenant plus que jamais, d'une incontestable importance? N'est-elle pas destinée, cette hygiène, à diminuer le pourcentage de la mortalité infantile et à fournir à la nation, des individus sains, vigoureux et résistants? Les principes inculqués aux jeunes élèves, les citoyens de demain, resteront toujours vivaces et fertiles, les leçons théoriques et pratiques reçues ne s'évanouiront pas comme fumée dans l'air. A l'heure présente, où l'alcoolisme est en train d'abâtardir la race, en la prédisposant à la tuberculose et à toutes les dégénérescences, n'est-il pas intéressant de penser que la semence jetée, à l'école, dans de petits cerveaux déjà pensants, fructifiera un jour, et donnera de saines et abondantes moissons? à savoir : plus de jour et plus de lumière dans les bas-fonds, moins d'alcool absorbé, et, en échange, une vitalité plus grande et une race plus forte, l'extinction des maladies dites contagieuses, rêve de tous les hygiénistes, une direction intellectuelle nouvelle, continuellement guidée par l'hygiène jusque l'âge d'homme : dans l'enfance, à l'école, par le maître; plus tard, au régiment et au foyer familial.

L'Hygiène dans l'École! En vérité, pour un esprit philosophique, ces trois mots apparaissent comme autant de sources de lumière et de chaleur, au rayonnement bienfaisant irradiant vers l'avenir de gais rayons. Ne semblent-ils pas, ces trois mots, gros de promesses, réaliser le *substratum* même de la société future?... L'Hygiène dans l'École, c'est-à-dire, et par contre-coup, l'hygiène au foyer, l'hygiène dans l'habitation, l'hygiène dans la cité, l'hygiène dans la nation tout entière. Ah ! elle peut beaucoup, cette école primaire qui, déjà, a tant donné au peuple! Elle pourra plus encore, dès que ce rêve tant poursuivi sera enfin réalisé : l'Hygiène, science sociale, enseignée aux petits écoliers de France au même titre que l'arithmétique, l'histoire, la géographie, la langue maternelle...

*
* *

Dans la généralité des cas, de multiples *desiderata* sont exprimés par l'observateur qui visite pour la première fois un établissement scolaire, soit à Paris, soit en province; et ces *desiderata* sont tellement nombreux qu'ils se croisent d'une façon incohérente dans l'esprit, et qu'il faut le temps de la réflexion pour y mettre bon ordre. Ici, c'est l'orientation des bâtiments qui est défectueuse; là, c'est la salubrité générale : l'humidité règne en maîtresse dans les couloirs, une bise glaciale souffle dans les préaux, l'aération de la salle de classe est insuffisante, la lumière y est parcimonieusement mesurée. Trop souvent, c'est un enfant qui tousse et voisine avec un camarade bien portant. Ailleurs, le balayage est effectué par les petits élèves ; ou bien, un livre dépareillé, maculé de taches, ayant passé de mains en mains, sert à un écolier qui l'étudie et en tourne les feuillets le doigt à la bouche. Là, enfin, cas malheureusement trop fréquent à l'heure actuelle, c'est un jeune maître, une jeune institutrice aux poumons déjà envahis par la tuberculose, et qui, néanmoins, font la classe à de jeunes enfants.

Comment démêler tout ce fatras et édicter quelques principes utilitaires et pratiques ? C'est le but que se sont proposé les auteurs en examinant point par point et en restant aussi complets que possible, les différents sujets qui intéressent directement l'hygiène des écoles, celle de l'enseignement populaire et de ceux qui le dispensent.

Les auteurs, MM. A. Sécheret, directeur d'école primaire à Charleville (Ardennes), et le Dr G. Sécheret de Paris, avaient toutes les qualités requises pour mener à bien ce travail. M. Sécheret père, depuis bientôt trente-cinq ans, s'est consacré à l'Enseignement populaire. Il a puisé dans l'expérience acquise au cours de sa longue carrière, des idées originales, véritablement intéressantes.

Le Dr G. Sécheret, son fils, notre ancien Externe qui, depuis quelques années, s'est spécialisé dans l'étude de la tuberculose, s'est inspiré de ces idées, les a mûries et développées. Il a par cela même apporté, dans la facture de cet ouvrage, de nombreux matériaux d'une utilité précieuse pour les hygiénistes et les médecins-inspecteurs des écoles, les membres du personnel enseignant.

MM. A. et G. Sécheret n'ont eu, en aucune façon, l'intention de faire un traité d'hygiène scolaire; les ouvrages de ce genre abondent. Ils ont voulu, tout d'abord, se spécialiser et borner leur étude à l'examen de certaines questions que, pour ainsi dire, ils ont touchées du doigt.

Cette étude est donc purement pratique.

Elle tend à réaliser les vœux émis dans le rapport du professeur Grancher, au dernier congrès de la tuberculose (Paris, 1905) : montrer le rapport étroit existant entre l'hygiène scolaire et le développement du mal; indiquer les moyens préventifs d'enrayer le fléau. Bref, faire en sorte qu'on puisse, d'une façon pratique, prévenir la maladie qui fait, chaque année, sur le terrain scolaire et par lui, des milliers d'innocentes victimes.

Ce livre est tout entier d'observations et de faits. Les critiques formulées ont été marquées au coin de l'Expérience et de la Vérité. En les exprimant, les auteurs répondent aux aspirations des générations nouvelles, assoiffées d'air, de lumière et de soleil.

Que leur travail, dans le milieu spécial où il est né, et où il va tenir la place honorable qui lui est due, fasse tout le bien qu'il est susceptible de produire!

Professeur A. GILBERT

AVANT-PROPOS

Nous avons divisé notre travail en cinq chapitres.

Les trois premiers traitent tout particulièrement de l'hygiène des locaux, de celle de l'enfant, du maître et de la maîtresse.

Les deux derniers visent deux points essentiels : 1° Rôle du médecin-inspecteur des écoles, soucieux des devoirs de sa charge et des responsabilités qu'il encourt; 2° Thérapeutique préservatrice de la tuberculose.

Nous avons indiqué les meilleurs traitements à opposer au terrible fléau, et les moyens pratiques à adopter pour diminuer le taux de la mortalité.

Afin d'amorcer l'enseignement de l'hygiène à l'école, nous avons ajouté, à la fin des pre-

miers chapitres, des devoirs propres à être donnés aux élèves (1).

***

Le caractère essentiel de ce travail, est d'avoir été inspiré par l'École, conçu dans son milieu; de présenter, par cela même, une grande part de vérité.

Nous aurions pu, parodiant Victor Hugo, intituler ces notes : « Choses vues ».

Nés de l'École même, nous n'avons rien oublié de notre origine, du milieu où nous avons passé et notre enfance et notre vie tout entière : école des humbles, objet de nos meilleures pensées, de notre constante affection.

Nous voudrions la rendre meilleure en signalant ses défectuosités matérielles, en dénonçant ses pratiques surannées, continuant ainsi, père et fils, de servir une cause qui nous tient particulièrement au cœur. Nous serions heureux si l'attention des pouvoirs gouvernementaux se portait plus encore, dans l'avenir, sur ce grand service public,

(1) Ces devoirs ont été réunis, groupés dans un petit volume spécial, plus particulièrement destiné aux élèves : *L'Hygiène dans les examens primaires* (même librairie).

nécessairement susceptible de constantes améliorations.

Les vœux que nous exprimons — et qui ne présentent aucune impossibilité dans leur réalisation matérielle — amèneraient, nous en avons la conviction, le relèvement de cette École, de cet Enseignement populaire, et, par eux, le relèvement même de la Démocratie française.

A. SÉCHERET et Dr G. SÉCHERET.

Hygiène et Tuberculose

CHAPITRE PREMIER

HYGIÈNE DES LOCAUX ET DU MOBILIER

Difficultés que l'on rencontre dans l'application des règles de l'hygiène scolaire. — Les prétendus « palais scolaires ». — Locaux insalubres. — Grosses agglomérations. — Ecoles casernes. — Ecoles à faible effectif et à effectif nombreux. — Prescriptions à observer dans les constructions scolaires. — L'école avenante. — Propreté. — Air confiné. — Balayage irrationnel. — Décoration de la salle de classe. — La salle de classe cabinet scientifique. — Lumière, température, ventilation. — L'école, lieu des réunions publiques. — Bibliothèque. — Mobilier scolaire. — Matériel d'enseignement. — Le livre, l'ardoise, le cahier, le bon point, causes de contamination. — Ecriture penchée et écriture droite, etc. — **Conclusions et vœux.**

L'hygiène des locaux, c'est là le point de départ, la question pour ainsi dire essentielle qui prend, dans la lutte engagée contre la tuberculose, une place prépondérante : l'hygiène des locaux et du mobilier.

Involontairement, on songe au vieil adage : *Mens sana in corpore sano*. Dans un bâtiment scolaire sain et hygiénique, des élèves robustes et résistants; dans une salle de classe aérée, ventilée, au cube d'air réglementaire, aux murs stuqués ou faïencés, nettoyés plusieurs fois par semaine avec des solutions antiseptiques, peu ou pas de malades, pas de facies anémiques, pas de thorax bombés ou déformés, pas de colonnes vertébrales déviées, pas de toux, pas de crachats. Au lieu de cela, des mines gaies et éveillées, des caractères enjoués, des travailleurs ayant une compréhension plus facile des leçons exposées, parce que la santé règne en maîtresse. C'est là l'idéal. Il semble accessible de prime abord : erreur !

Il faut avoir vécu au milieu des populations scolaires, et au contact des municipalités pour se rendre compte de la difficulté qu'on rencontre dans l'application rigoureuse des règles de l'hygiène, pour savoir à quelles difficultés se heurtent le médecin, l'instituteur qui voudraient donner le coup mortel au bacille de la tuberculose, et cela, à cause de l'ignorance, ou tout au moins de l'indifférence des populations qui ont le plus d'intérêt à combattre le terrible ennemi.

C'est dans la province surtout que des gens, d'humeur chagrine, se sont élevés contre les mesures libérales d'une administration prévoyante, et en particulier contre ce qu'ils ont appelé des **palais scolaires**. Le mot ne nous déplait pas. Rien de trop beau pour l'école populaire ! Si l'on place la jeunesse, l'adolescent dans des conditions hygiéniques déplorables, où trouvera-t-on, quelques années plus tard, des mères robustes, des pères vigoureux et sains ?

Que chaque commune ait donc « son palais ? », palais modeste, dont le grand mérite serait moins dans la beauté architecturale que dans sa construction intelligemment comprise.

Dans la réalité, nous sommes loin du « palais » scolaire. Malgré les sacrifices consentis par l'Etat, les départements et les communes, certaines écoles de campagnes sont fort mal installées encore. Les grandes villes, aussi, comptent beaucoup d'établissements scolaires qu'un médecin hygiéniste n'hésiterait pas à interdire absolument. Dans Paris, même, les écoles infectieuses ne sont pas rares.

Nous pourrions citer l'une d'elles, de construction relativement récente, où il semble, dit un de nos grands quotidiens, que l'on se soit complu à laisser s'accumuler tous les ferments nécessaires à l'éclosion d'une épidémie infantile. Le bâtiment sordide est en bordure de la rue : cour derrière sans ombre, sans trace de végétation, entourée d'immeubles de rapport, murs des salles délabrés, peu ou point de lumière, si ce n'est celle du gaz brûlant le jour autant que la nuit.

Dans un autre quartier, bâtiment dont la démolition s'impose. Il date de 1858 : planchers disjoints, réceptacle des moisissures accumulées depuis plusieurs années ; les fenêtres ne ferment pas ; les eaux se déversent dans les terrains qui entourent l'école, créant des mares stagnantes et putrides.

On cite une école parisienne qui n'aurait pas été lessivée depuis vingt-trois ans. Il y a dans ce dire, certainement, quelque exagération. « Les salles sont si petites, si mal comprises, que les bruits d'une classe traversent toutes les autres par des cloisons de torchis. Bon nombre d'élèves sont privés de sièges et de tables, si bien qu'ils prennent place à terre ou sur les marches de la tribune du maître. Devant l'école maternelle sont établis un fourneau économique et une buanderie, ce qui fait que les odeurs des linges qui bouillent dans la lessive, les relents de la cuisine empuantissent les locaux, où tant de petits êtres qui ont besoin d'air, de lumière et de mouvement viennent chercher une instruction qu'ils paient de leur santé » (1). Ainsi, c'est dans ces milieux délétères, humides, que petits et grands sont parqués, c'est là qu'ils respirent, toussent, crachent ! C'est dans de pareils endroits qu'on commence à leur enseigner que la santé, c'est la richesse, et que le premier devoir de tous est le souci de l'hygiène, aussi bien pour soi-même que pour les autres !

Pourquoi aussi construire d'aussi *importantes* écoles, d'écoles à effectif excessif, exagéré ? Voici un quartier où le grand mal est l'agglomération des habitants auxquels il manque le cube d'air respirable : n'est-ce pas ajouter le mal au mal, que de construire, pour les enfants dont les familles sont déjà si étroitement logées, des écoles où les petits êtres sont plus entassés encore qu'à la maison ?

(1) Le *Matin*, cité par le *Journal des Instituteurs*.

De grâce, des écoles moins importantes, moins casernes, moins cités ouvrières, mais plus modestes, plus rapprochées les unes des autres, où les étages ne s'ajoutent pas aux étages, mais où il y aura deux, trois, quatre classes au plus, où le directeur fera un cours, sera, comme on dit en termes de métier « non déchargé », devra mettre la main à la pâte, exercer une surveillance effective sur le troupeau confié à ses soins et qu'il doit élever dans les meilleures conditions d'hygiène matérielle et morale. Nous savons qu'il y a là, en jeu, une question budgétaire assez complexe, mais, nous sommes dans un pays où plaie d'argent n'est pas mortelle, et où les difficultés financières finissent toujours par être aplanies. Et puis, nous verrions ainsi des directeurs en plus grand nombre, et leur proportion, par rapport à l'effectif total des membres du personnel, augmenter considérablement.

∴

Nous recommandons, au sujet des constructions scolaires, les prescriptions suivantes que nous dictent, tout à la fois, l'hygiène et la raison :

EMPLACEMENT. — L'emplacement d'une école doit être central, sain, bien aéré, éloigné de tout voisinage dangereux, incommode, susceptible de blesser la moralité. Il ne faut pas toutefois, dans les centres industriels la placer d'une façon absolue à une trop grande distance des usines lorsque les ouvriers habitent à proximité : il y a là souvent une importante population scolaire pour laquelle il convient de favoriser la fréquentation.

Dans les villages, il est, en outre, souvent utile de tenir compte de la commodité des voies d'accès.

Le sol doit, autant que possible, être surélevé et légèrement incliné ; s'il est humide, il faut drainer soigneusement.

ORIENTATION. — Lorsque cela est possible, les ouvertures d'éclairage des classes doivent être au nord ou à l'est. La première exposition donne un éclairage d'une intensité régulière, mais demande, l'hiver, un chauffage vigoureux et soutenu ; la seconde possède, à un degré moins accusé, les mêmes qualités et les mêmes défauts. L'exposition du midi est trop chaude ; celle de l'ouest est trop humide.

CONSTRUCTION. — L'école doit être solidement construite, et salubre, il faut aussi qu'elle soit attrayante. Il y a lieu surtout de veiller à la bonne construction de la classe qui en est l'élément constitutif. Examinons sa forme, ses dimensions, son éclairage, sa ventilation et son chauffage.

MURS. — Les murs doivent être construits en matériaux durs, de bonne qualité, et avoir une épaisseur suffisante pour éviter les variations de température.

Au point de vue de la fixité de la température et aussi de la salubrité, l'idéal serait d'avoir des murs creux et un sol sur cave, élevé de trois marches au plus. Le matelas d'air compris entre les murs pourrait être mis en communication avec une partie de cave bien aérée : on obtiendrait ainsi plus de fraîcheur l'été, et plus de chaleur l'hiver.

Tous les angles, à l'intérieur, doivent être largement arrondis, les surfaces unies, bien lisses surtout. Le plus rationnel serait d'y faire un bon enduit en stuc ou matière analogue. Les blanchissages à la chaux ne résolvent qu'en partie la question hygiénique, les surfaces restant toujours poreuses. Au point de vue économique, la peinture à l'huile est meilleure.

SOL. — Le sol ne doit pas non plus être poreux. Les carrelages sont froids, bons conducteurs de l'humidité et sont à rejeter par conséquent ; de même les parquets de sapin. Ceux de chêne sont préférables ; ils doivent être très durs, posés avec soin, par frises étroites, sur une couche de bitume. Ils devraient être frottés à la cire, ou imprégnés deux fois par an d'huile de lin bouillante, ou encore enduits d'une préparation à base de caoutchouc qui prolonge la durée des bois et supprime le bruit.

ÉCLAIRAGE. — 1° Eclairage diurne. Un certain rapport existe entre la surface vitrée des fenêtres et la surface de la classe. En Allemagne, des travaux intéressants ont été faits, à ce propos, par le docteur Cohn : il a proposé de donner 0^{mq} 60 de surface vitrée par élève. En Suisse, on emploie une formule empirique consistant à donner à la surface vitrée le 1/4 ou le 1/5 de la surface totale de la classe. D'après de nombreuses expériences, la surface éclairante ne devrait pas, à notre avis, être inférieure au 1/3 de la surface de la classe.

Comment cet éclairage doit-il être disposé? Pour éviter l'ombre de la main, il doit nécessairement venir à la gauche des élèves ; en face, il fatiguerait la vue ; en arrière, le corps empêcherait de voir distinctement ; en haut, ce n'est possible que s'il n'y a qu'un rez-de-chaussée, il produirait en tout cas une variation dans la température, et une gêne par le soleil et la neige.

Mais il est prouvé que l'éclairage du seul côté gauche ou *unilatéral*, est insuffisant, contraire à l'hygiène et à la gaîté du local. Il est simplement favorable à l'hygiène de la vue.

L'éclairage *bilatéral* avec surface égale de vitrage à droite et à gauche a aussi ses inconvénients. Si un des côtés est, par exemple, exposé au midi, la lumière y est beaucoup plus intense et moins fixe que de l'autre côté exposé au nord, de sorte que le croisement des lumières, d'intensité fort différente, cause une fatigue sensible pour la vue des élèves.

Reste l'*éclairage différentiel*. Il doit s'établir en mettant à gauche le plus grand vitrage possible et à droite un vitrage de valeur environ moitié moindre. Ce procédé réunit les avantages de l'éclairage unilatéral sans en avoir les inconvénients : la ventilation est facile, la distribution de lumière meilleure.

2° Éclairage nocturne. Dans les écoles primaires, cet éclairage est assez rare. S'il était utile, il semblerait tout naturel de disposer les foyers de façon que la lumière arrive du même côté que dans l'éclairage diurne.

En tout cas, il faut éviter de placer les appareils au-dessus de la tête des élèves. N'employer que l'huile végétale, le gaz, l'électricité ou tout autre mode non dangereux.

VENTILATION. — On peut ventiler une classe de plusieurs façons.

1° Par l'ouverture des portes et fenêtres : c'est la *ventilation naturelle*. Elle est simple, facile, efficace, mais ne peut guère être employée au cours d'une classe que pendant les beaux jours de l'été.

Lorsque les élèves sont partis, c'est la seule à pratiquer largement. Cependant on peut l'opérer efficacement par des remous d'air, au moyen de châssis, en forme de hotte, ménagés dans les fenêtres.

2° Par la *ventilation mécanique*. Pour ce travail mécanique, la force est produite l'hiver par l'appareil de chauffage qui, l'été, peut être remplacé par une lampe ou une rampe de gaz installée en conséquence. Il existe une très grande variété de ce système dans les écoles des grandes villes de France, dans celles de Belgique et d'Angleterre.

Avec les murs creux dont nous avons parlé, l'opération est simple, facile et largement assurée, car il faut bien se pénétrer de ce fait qu'on ne ventile pas une classe par le seul moyen de l'appel provoqué dans un ou deux tuyaux aspirateurs.

Il résulte, en effet, d'expériences faites par Paul Bert, qu'un courant peut traverser une masse d'air sans mettre en mouvement les molécules environnantes. C'est donc sur un grand nombre de points du pourtour de la classe que l'appel doit s'effectuer.

3° Au moyen de machines à vapeur, à gaz ou à pétrole installées dans le sous-sol de la construction : c'est la *ventilation artificielle*, celle qui donne la solution la plus efficace. Cependant son emploi n'est possible que dans les établissements de grande importance.

CHAUFFAGE. — S'il ne s'agit que d'une seule classe, le système de chauffage le plus simple se fait au moyen d'un poêle placé à l'intérieur. Le poêle doit être disposé pour la ventilation, être pourvu d'un réservoir d'eau et avoir, à l'intérieur, des panneaux en terre réfractaire qui évitent les mauvaises odeurs.

Avec les progrès du chauffage moderne, il est possible d'installer d'une façon économique et très pratique un petit appareil de chauffage à eau chaude : c'est le plus salubre, le moins gênant pour les élèves, et celui qui répartit le mieux la chaleur (1).

LIEUX D'AISANCE. — Les lieux d'aisance doivent être, autant que possible, situés à une certaine distance des salles de classe. L'idéal serait qu'ils fussent tous,

(1) D'après E. Petitfils, architecte du Lycée Sévigné, de l'École primaire supérieure de Charleville, etc.

même en province, munis du système dit « tout à l'égoût » avec appareil de chasse. — L'inconvénient de l'appareil de chasse est la dépense d'eau considérable qu'elle entraîne — une dizaine de litres à chaque déclanchement. — Quand ces conditions, qui sont surtout le propre des grandes villes, ne peuvent se trouver réalisées, il faut faire en sorte d'obtenir des fosses étanches et imperméables, ou des tinettes aseptiques et désinfectées avec des solutions de sulfate de cuivre à $\frac{1}{5.000}$. Le système que nous avons reconnu jusqu'ici le plus économique, le plus commode, le plus hygiénique, est celui de la « fosse simplex » (1). Les matières se liquéfient, s'épurent par décomposition. L'eau qui en sort est d'une propreté telle qu'elle peut être envoyée à la canalisation de la rue la plus proche sans aucun danger pour le voisinage. En tout cas, les W.-C. seront stuqués ou faïencés. L'orifice communiquant avec la fosse ou la canalisation sera au ras du sol, avec des rigoles au plan déclive permettant l'écoulement facile de l'urine ; ils sont lavés, l'été, deux fois par jour, à grande eau.

*
* *

Après la question du local, de ses dépendances, de ses alentours immédiats, il y a lieu de se préoccuper de la façon dont doit être tenue, garnie, ornée, une salle

(1) Connue dans la région de l'Est sous le nom de *Simplex-Migeot*, à Nouzon (Ardennes).

de classe où maîtres et élèves vivent en commun 6 à 7 heures par jour.

Pour rendre une école riante, il faut réaliser deux objets importants au premier chef : une **exquise propreté**, et une **décoration esthétique** bien comprise. Deux fois l'an au moins, la commune se charge du lessivage des murs, de leur peinture, des lavages des plafonds à l'eau de chaux, et applique toutes les mesures prescrites autant par l'hygiène que par la propreté même.

Une de ces mesures concerne le balayage journalier. Grosse question pour l'instituteur, que celle de ce balayage, et qui n'est pas encore, partout en France, solutionnée de la façon la plus raisonnable, la plus logique. Nous en parlons plus loin.

A l'heure actuelle, il est un principe bien établi : l'atmosphère d'un lieu où séjourne une agglomération d'individus, ne tarde pas à devenir dangereuse, toxique. Nous ne voulons pas agiter en ce moment la question microbes qui viendra à son heure. Nous voulons parler simplement des phénomènes de perspiration cutanée et d'expiration. L'individu se débarrasse, par la peau et l'air expiré, de produits toxiques d'élimination. La base de ces produits est l'oxyde de carbone, et surtout le gaz anhydrique carbonique ($C\ O^2$).

Une trentaine d'individus demeurant une heure en contact dans une salle — quel que soit le cube de cette salle — ne tardent pas à empoisonner l'atmosphère de leurs produits d'élimination. Des expériences concluantes ont démontré que la teneur en CO^2 atteignait rapidement de 0,5 à 0,6 pour 100. Or si le rapport $\frac{0,5}{100}$ est dangereux, le rapport $\frac{1}{100}$ est nettement toxique. Des migraines, des bourdonnements d'oreille, des palpitations traduisent bientôt cet état de choses. C'est là qu'interviendront fatalement et nécessairement les remèdes pratiques assurés par l'aération d'une part, et la ventilation d'autre part.

Que dire de l'atmosphère de la salle quand elle est chargée de poussières qui ont été agitées par un **balayage irrationnel** ou tout à fait contraire aux lois les plus élementaires de l'hygiène ? Et c'est pourtant ce qui se passe, dans la grande majorité des cas.

Tous les jours, des bambins de sept à douze ans, vêtus de leurs proprets habits de classe, les cheveux à découvert, soulèvent à grand renfort de coups de balais, dans des salles immenses, un nuage de poussière, déplaçant à grand'peine des tables trop lourdes et trop longues (elles ne sont pas toujours nouveau modèle) ; ou, se traînant au-dessous pour balayer mieux, si, trop près les unes des autres elles sont indéplaçables. Le maître qui, vraiment, n'a pas, ne peut avoir la force de faire plus, n'apparaît que de temps en temps pour les secourir.

Des théoriciens affirment que ce système du nettoyage des écoles par les élèves est pour eux une leçon pratique d'économie domestique. Nous ne sommes pas de cet avis. Si leçon il y avait, bien mauvaise serait la leçon.

Leçon dangereuse, et parce qu'elle exige une force physique que les enfants n'ont pas encore, et parce qu'elle les place souvent en plein courant d'air, toujours dans une atmosphère chargée de microbes, de ces microbes dont on les épouvante si fort aux leçons théoriques d'hygiène.

Leçon incomplète, les écoliers ne voulant et ne pouvant pas l'étendre à tous les recoins, non plus qu'aux dépendances de l'école.

Leçon fausse, parce qu'elle ne vise pas le nettoyage soigneusement détaillé par les règlements.

Leçon non générale, à laquelle des enfants dans l'aisance réussissent à s'échapper, en se cherchant parmi leurs camarades moins favorisés de la fortune, des remplaçants dans la main desquels ils glissent quelques sous.

Leçon sans professeur ou à peu près, le maître exténué ne pouvant joindre l'action au discours. D'ailleurs, l'exemple qu'il pourrait donner serait perdu pour ses élèves pressés d'en finir.

Leçon pleine d'ironie pour les uns et pour les autres, étant opposée aux règlements qui enjoignent mille précautions pour écarter des enfants toute maladie contagieuse (1).

Même si les parents ne refusent pas le concours de

(1) D'après Mme J. Burret, directrice d'école annexe.

leurs enfants, ne vaudrait-il pas mieux, dit M. Baltz, s'abstenir d'obliger les enfants à faire la corvée? Les écoliers balayeurs, même surveillés et guidés sont inaptes à un nettoyage sérieux.

Ils commencent d'abord par arroser; et quel arrosage! « Ils soulèvent par places, dit spirituellemen M. Briquet, des nuages de poussière, l'eau n'ayant pas eu accès sous les tables, tandis que partout ailleurs, suivant fidèlement le trajet de l'arrosoir, une couche de boue adhérente au parquet dessine de curieuses arabesques... Ça, mon cher, c'est du balayage marécageux, on ne peut plus favorable aux microbes, enchantés de se déplacer, de se propager à leur aise; ce n'est pas du balayage humide (1). »

Il ne vaut pas assurément celui qui se fait avec de la sciure ordinaire de bois blanc, pas trop fine, sans poussière, qui a été convenablement mouillée d'eau mélangée de sublimé ou de créoline, ou de lysol. Celui-là est non seulement humide et susceptible d'enlever la poussière, il est surtout antiseptique.

*
* *

L'exquise propreté dont nous parlons plus haut exigerait presque la **nudité absolue des murs**. Ce serait alors condamner les collections, tableaux, gravures, cartes, etc., qui jouent un rôle si important dans l'enseignement intuitif et les leçons de choses.

(1) Dans la *Revue de l'Enseignement primaire.*

Il est certain que ces divers objets mobiliers sont des réceptacles merveilleux de la poussière, et offrent un abri presque inviolable aux microbes et autres germes qu'il faudrait nécessairement détruire.

Mais un long rectangle de muraille qui n'est occupé par aucun ornement est laid, et le souci du beau fait partie de l'enseignement moral. Comment réussir à concilier ces deux inconciliables ?

Il y aurait lieu d'abord de supprimer la trop grande abondance d'images. Qu'elles soient peu nombreuses, mais de bon goût.

Et puis, est-il bien nécessaire de coller aux murs celles qu'on croit devoir utiliser ? Etalées constamment aux yeux des élèves, ceux-ci finissent par n'y plus prêter d'attention, et passent à côté d'elles sans les voir, du moins avec les yeux de l'esprit et de la réflexion. Mieux vaudrait les serrer dans l'armoire et ne les en tirer qu'au moment de la leçon, qu'elles doivent rendre plus intelligente ; mais, les fixer à la muraille par des clous, les exposer à toutes les injures du soleil, à toutes les souillures de la poussière, voilà ce qui est disgracieux pour l'œil et désastreux pour les organes respiratoires.

Ne pas perdre de vue aussi que la décoration de la salle doit produire sur l'enfant une impression de gaieté qu'on ne sait pas toujours lui donner. On est trop disposé à faire de cette modeste salle d'école élémentaire un cabinet scientifique. « Ces plinthes, ces lambris, ces cymaises, noirs, encore noirs, toujours noirs, nous dit M. Chassagne (1), ces immenses noirceurs boisées, ces murs entièrement disparus sous cette avalanche de papier goudronné, cette demi-obscurité produite par ces multitudes d'hiéroglyphes uniformément blancs sur fonds obscurs, ces gris sales de poussière, ces cartes innombrables aux trois quarts effacées, ces figures grimaçantes d'alcooliques, ces squelettes, ces ventres ouverts, ces panaches guerriers, ces maximes sentencieuses et menaçantes, tout cela vous donne de la chair de poule. Ce n'est même pas un sépulcre mal blanchi, c'est un dépôt mortuaire... »

Plutôt quatre murs blancs et nus que cette débauche de noir, de tristesse et de sévérité. Ayons surtout en vue, dans l'ambiance scolaire, le vrai, le beau, la variété, la couleur, la lumière.

L'ornementation esthétique de la salle d'école doit être sobre, discrète. Elle a besoin de peu d'objets, mais d'objets absolument indispensables, tels que tableaux, cartes, gravures encadrées, pris parmi le stock de ceux que possède la moindre école.

*
* *

La salle de classe a ses fenêtres garnies de **stores** ou de **rideaux** soit pour tamiser la lumière directe et trop intense du soleil, soit pour rendre un peu de fraîcheur à une température parfois trop élevée.

(1) *Bulletin de l'Amicale du Nord*, cité par Jacques Semeur, du *Journal des Instituteurs*.

Le **thermomètre** doit varier entre 15 et 17 $\frac{1}{2}$ degrés centigrades.

Ne jamais négliger à chaque interclasse et même à chaque récréation ou suspension des cours, l'**aération** et la **ventilation** des salles dont les fenêtres doivent rester ouvertes la nuit, par toute saison.

Que la **température** résultant du chauffage soit régulière. Rien de plus contraire à l'hygiène que de vivre des journées entières dans un local humide et froid. Il est encore, de par la France, en notre xxe siècle, des municipalités qui, violant l'article 4 de la loi du 19 juillet 1889, laissent sans feu les élèves et les maîtres de leurs écoles.

« J'ai assisté, écrit un inspecteur primaire du centre de la France, à l'entrée en classe des élèves qui fréquentent une école mixte. Le spectacle de ces enfants alignés devant la porte de l'école, et porteurs chacun d'une petite bûche, offrait à la fois quelque chose de bizarre et de pénible. Je suis si peu fait à l'idée de voir figurer un morceau de bois de chauffage dans le matériel de classe du jeune écolier, que je n'ai pu me défendre, tout d'abord, d'une impression de surprise. Toutes ces bûches alimentent à peine une première flambée, et la classe reste sans feu... Les deux tiers des élèves manquent, retenus à la maison pour cause de toux opiniâtre. J'ai la conviction que ces enfants avaient contracté leur indisposition à l'école (1). »

(1) *Bulletin départemental du Cher.*

*
* *

Une autre cause de contamination des salles de classe est due à l'**usage extra-scolaire** qu'on en fait. La maison d'école, à la campagne, sert de salle des ventes, de réunions publiques, de réunions de jeunesse, de répétitions des sociétés musicales et, dans les villes, de lieu de conférences politiques. Ce que sont ces réunions, chacun le sait. Aucun des membres présents, s'il tient à bien marquer sa personnalité, ne peut se dispenser d'y figurer avec le cigare aux lèvres. Le chasseur est escorté de ses lévriers, le berger de son chien de garde. Le gros campagnard en sabots, duquel le notaire attend une surenchère, ne peut, décemment,se départir du trop fameux « brûle-gueule » qui fait ses plus chères délices, et produit l'arome tout spécial de son haleine. Et dans quel état sont les escaliers, les couloirs, les vestiaires ! Bientôt, gens et bêtes, notaires ou candidats à la députation, évacuent la salle où quelques heures après, à la suite d'un émondage sommaire, destiné à éliminer les plus grosses ordures, à étendre les crachats copieux et encore humides, va se tenir une classe d'enfants. Pouah! n'est-ce pas pitoyable? Le budget communal va gagner six francs, prix de la location de la salle; l'instituteur, sa famille, ses élèves courent le risque de contracter le germe de maladies infectieuses les plus funestes.

Un article du règlement stipule bien que la garde de l'école est commise à l'instituteur, et qu'il ne doit pas consentir à ce qu'on la fasse servir à un usage étranger à sa destination sans une autorisation expresse et écrite du préfet; mais, cette « autorisation expresse et écrite » est toujours, pour certains cas, sur lesquels nous n'insistons pas, accordée d'avance.

Certains inspecteurs d'académie semblent vouloir apporter des mesures restrictives à l'usage trop souvent abusif que l'on fait, dans beaucoup de départements, non seulement de la salle de classe, mais de toutes les dépendances de l'école. En cela nous ne saurions trop les approuver.

La facilité trop grande à prêter ces locaux n'est pas seulement la source de dégradations possibles pour les bâtiments : elle est, nous le répétons, dangereuse au point de vue de l'hygiène et de la salubrité.

De plus, en commettant la garde de l'école à l'instituteur, on institue ce dernier, en quelque sorte, le surveillant du local, le policier des assemblées ou réunions qui s'y tiennent; les incidents qui peuvent résulter de ces réunions et assemblées l'exposent parfois à des désagréments sérieux.

Et puis, quelle ambiance pour lui et sa famille ? Que d'odeurs nauséabondes envahissent les salles de son logement, imprègnent ses vêtements, ceux des membres de sa famille ! C'est un relent de cabaret qui se mêle à celui des vieux papiers, des archives poussiéreuses et moisies, d'une mairie bien souvent mal installée.

Nous avons vu ces inconvénients de si près, que

nous insistons de nouveau pour les faire disparaître. Maîtres et élèves sont en droit d'espérer plus et mieux de pouvoirs publics qui ont le souci de la santé populaire, et de l'intérêt bien compris de l'enfant d'une démocratie.

*
* *

En parlant de la décoration de la salle de classe, nous avons touché un mot du **matériel d'enseignement**. Celui-ci est composé généralement des matières premières suivantes : bois, fer, plâtre, toile, carton, papier, etc., qui reçoivent facilement la poussière et en restent longtemps imprégnées.

Le bois entre généralement dans la confection des tableaux noirs. Le vernis ou l'enduit nécessaires à les noircir doivent être de nature telle qu'après chaque lavage aucune parcelle de l'élément colorant ne puisse s'enlever avec le torchon ou l'éponge qui servent à effacer.

Une précaution de tout premier ordre est de nettoyer à fond, par plusieurs lessivages, et même par un grattage, la surface du tableau, de manière à la rendre bien unie avant d'appliquer la couche de peinture.

Toutes les autres parties du matériel : solides géométriques, gorges, rouleaux des cartes, cadres des tableaux, doivent recevoir, après la couche de peinture, un vernis qui en sèche parfaitement la surface..

Les objets en fer sont également peints, à moins

qu'ils ne soient recouverts, par la galvanisation, d'une légère couche d'étain.

Les cartes collées sur toile, les tableaux fixés sur cartons et appendus aux murs, sont des réceptacles tout naturels de la poussière. Leur entretien demande des soins constants de propreté. Le passage journalier du plumeau s'impose si l'on ne veut pas qu'une teinte en grisaille en fasse le plus bel ornement.

Les plâtres, bustes, modèles de dessin se ternissent vite aussi dans l'atmosphère d'une salle de classe.

Le mieux est d'enfermer dans la vitrine ceux qui ne sont pas d'un usage permanent.

Les tables-bancs, les estrades, rayons, vitrines, bibliothèque rentrent dans ce qu'on est convenu d'appeler le **mobilier scolaire**.

Que dire de ceux de ces objets qui appartiennent aux « vieux modèles » : tables lourdes, en chêne épais, où le banc laisse entre la table et lui un espace excessif, qui oblige l'enfant, lorsqu'il écrit, ou à se pencher démesurément ou à ne s'asseoir que sur une partie des muscles fessiers ? Le charron du village qui a confectionné ce mobilier affirme qu'il est parfait, que lui, s'y trouve assis fort à l'aise, qu'il en doit être de même de l'enfant, ne se doutant pas que son fémur est d'autre mesure que celui du jeune élève. Ces tables de construction défectueuse incitent l'enfant aux attitudes pernicieuses, aux poses débraillées, aux postures irrégulières, et à ce laisser-aller qui n'est pas de mise dans une bonne société ; elles portent un préjudice considérable à l'enfant qui, à cause même de son indolence, prend des positions anormales, cause d'infirmités souvent incurables.

Ces vieilles tables doivent être reléguées au musée des antiques et remplacées par la table à deux places « nouveau modèle », à « espace » négatif, avec casier, pupitre, appui du dos, barre de support des pieds, etc., tout ce qui répond aux prescriptions de l'hygiène moderne. Tables, bois léger et fer, le tout bien peint et recouvert d'un vernis sec, qui reçoit facilement le passage de l'éponge antiseptique.

Le meuble **bibliothèque** est d'un entretien facile. Il n'en est pas de même des volumes qu'il renferme. Ceux-ci sont de deux catégories : 1° les ouvrages de lecture prêtés à la famille par l'intermédiaire des élèves ; 2° les volumes qui constituent « la bibliothèque classique ». Ces livres de la bibliothèque classique servent aux études élémentaires de l'écolier : bien heureux quand ils sortent d'un bon éditeur et qu'ils ne laissent rien à désirer comme papier, couverture, impression, etc.

Ils restent une année au service de l'enfant; celui-ci les passe, l'année suivante, à un jeune camarade qui le remplace dans le cours. Voilà une **cause de contagion** bien démontrée.

Non seulement ces livres sont maculés d'encre ou de graisse, mais le bas de chaque page a subi « le mouillage » des doigts sales de l'enfant, qui, dix fois dans la leçon de lecture, vont de ses lèvres mouillées de salive — et parfois d'autres liquides — au bas du feuillet qu'il doit tourner. C'est aussi dangereux que répugnant.

Cette question de désinfection des livres est grosse de conséquences. Dans nos écoles populaires où l'institution de la gratuité des fournitures est établie et où les crédits mis à la disposition des maîtres sont nécessairement limités et contrôlés, les mêmes livres servent plusieurs années de suite : un cours rendant les ouvrages à celui de l'année suivante.

On devrait renoncer à cette habitude dangereuse en brûlant les livres ayant servi. Il y aurait lieu alors de s'entendre avec le syndicat de la librairie primaire pour obtenir une baisse sensible dans le prix de vente des ouvrages élémentaires.

Il y a bien encore la **désinfection**, mais réelle, complète, de nature à débarrasser les livres des microbes qui les imprègnent, sans que le papier ne soit atteint, les couvertures, les reliures altérées.

Le procédé le plus récent, le plus concluant a été mis au jour par M. Berlioz, de Grenoble. Il consiste à placer les livres dans une étuve où l'on vaporise un liquide générateur d'aldéhydes formique et éthylique, à les y laisser pendant deux heures, à une température inférieure à 100 degrés.

Comme précaution préalable : protéger la peau de la reliure, la couverture, l'ouvrage entier par une simple feuille de papier écolier ou de papier filtre.

La **stérilisation** est parfaite, paraît-il, quelle que soit la profondeur du volume. Elle peut s'appliquer non seulement aux livres classiques mis entre les mains des enfants, mais aux ouvrages anciens, à ceux du cabinet de lecture, des bibliothèques populaires qui sont la source de la transmission de bien des maladies.

La désinfection présente donc de sérieuses difficultés pratiques. Le plus sûr est de détruire tout ouvrage mal tenu, malpropre ou suspect.

A côté du livre « transmissible », se trouve l'**ardoise**, l'ardoise qui se distribue chaque matin aux petits élèves et dont l'emploi « aux grands » se généralise de plus en plus par suite de l'application du procédé de La Martinière. Il n'y aurait trop rien à dire si l'enfant usait adroitement de sa petite éponge individuelle — celle-ci hélas! faisant souvent défaut, est remplacée par... la langue; et nous nous trouvons alors en présence des « lécheurs d'ardoises », vis-à-vis desquels on ne saurait se montrer trop sévère. Ils sont, avec les « buveurs d'encre », l'objet de l'attention constante du maître. Que de poussières, que de crasse, que de choses malpropres, n'avalent pas ces pauvres petits? L'ardoise polie, munie d'un léger cadre de bois, nous paraît préférable à l'ardoise factice dont le cadre est, après quelques jours d'usage, un réceptacle de microbes mélangés à une forte couche d'ordures.

Si, de l'ardoise, nous passons au **cahier** sur lequel travaille l'élève, des constatations antihygiéniques du même ordre vont s'imposer à notre esprit.

Dans le monde pédagogique, on s'accorde à ne conserver, pour les devoirs journaliers, qu'un **cahier**

unique, appelé **cahier journal**. Il offre une mosaïque intéressante, une vue complète de tous les travaux écrits faits à l'école. Ce cahier est le compagnon intime de l'enfant, l'instrument de son travail quotidien. L'élève le trouve chaque matin déposé à sa place à l'école, par les soins de l'instituteur ; le soir, les cahiers sont relevés, placés sur l'estrade du maître en vue des corrections complémentaires que l'emploi du temps ne lui permet pas de faire dans les heures de classe.

Ce cahier qui, cependant, ne va pas dans la famille de l'enfant, qui reste un **objet strictement scolaire**, n'est pas sans danger dans son emploi. Nous le supposons en papier de bonne qualité — ce qui arrive toujours quand il est fourni par l'intermédiaire de l'instituteur — soigneusement protégé par une couverture solide, laquelle reçoit elle-même une enveloppe extérieure qui la préserve des taches d'encre, des souillures. — Eh bien, ce cahier, malgré son confortable apparent, est un instrument de propagande tuberculeuse. Pour une correction de dictée, de rédaction, de problème même — correction faite le plus souvent par le mode mutuel — les cahiers « sont changés » ; ils passent des mains d'un élève aux mains de ses voisins, et subissent le contact d'enfants plus ou moins sains, s'imprègnent de leur haleine, de la sueur de leurs doigts, et vont d'un bout d'une table à une autre, portant des semences morbides, les éparpillant aux quatre coins de la salle.

Qu'est-ce à dire quand ce cahier est acheté chez un

épicier, un revendeur, à un prix dérisoire pour sa grosseur, et cédé comme article de réclame ? La qualité du papier est telle qu'il faut une certaine attention pour ne pas confondre ce cahier — au bout de quelques jours d'usage — avec le calepin d'un chemineau. Et impossible de lui faire subir la désinfection.

Mais où le mal prend des proportions inquiétantes, c'est quand le **cahier unique**, plus ou moins confortable, sert à la fois et aux devoirs de l'école et à ceux qui peuvent être faits à la maison, dans l'intervalle des classes.

Suivons ce cahier dans ses pérégrinations. Il quitte l'école chargé des microbes qui pullulent dans l'ambiance scolaire. Il est serré dans la carte, dans le filet où naguère se trouvait la tartine de confiture, le morceau de fromage du goûter ; il voisine avec une croûte graisseuse, relief du petit repas de l'écolier. Il arrive à la maison : l'enfant se dispose à s'en servir. L'unique salle où se tient le ménage est éclairée par une lampe au pétrole dont les suintements font de larges taches sur la table où le cahier est étalé, où le petit bonhomme « fait » ses devoirs, où toutes les poussières tombent et s'amalgament avec des débris de tabac, la fumée de l'âtre, le vin, le lait, l'alcool répandus. Le papa veut se rendre compte du travail de son fils, de sa fille, il veut aider l'enfant, prend la plume, saisit le cahier, raisonne, discute, prend conseil de la grande sœur, de la mère, plus sciencée, mais qu'une bronchite ou autre affection de poitrine retient au lit, cioue sur son fauteuil. Ce cahier se promène dans ce milieu, entouré des choses les plus hétéroclites et les plus suspectes au point de vue sanitaire.

C'est là, qu'il passe la nuit, le pauvre cahier; il nous revient le matin, tiède encore des émanations multiples qui se dégagent d'un ménage de travailleurs, d'artisans, vivant dans un espace restreint, où le linge sèche dans la chambre à coucher, où l'humidité permanente est éminemment propre à la culture des bacilles, et propre à entretenir un foyer de tuberculose. Celle-ci rentre chaque matin triomphante à l'école.

Maudit cahier, maudit livre! Vous élevez l'âme, vous éclairez l'esprit, mais vous êtes meurtriers pour le corps. Que n'êtes-vous faits de faïence ou de toute substance facilement désinfectable!

Nous nous élevons aussi contre l'emploi du **bon point** en carton qui doit, au bout de la semaine ou du mois, être échangé et faire retour à l'école. Comme les livres, ces récompenses peuvent devenir un agent de transmission de germes morbides.

Il y a là, dit un organe autorisé de la presse pédagogique, un danger, non seulement pour l'école, mais pour l'extérieur, car si le bon point passe, à l'école, d'un élève à l'autre, il ne circule pas moins, au dehors, en raison de la tendance très légitime des enfants, à montrer à leur entourage cette preuve de leur assiduité au travail. Et à cet égard, les bons points à images, qui sont assurément les plus regardés, sont aussi pour cette raison les plus dangereux. Il serait sans doute possible de proscrire l'usage de ces bons points de carton et de les remplacer par des bons points en métal, plus durables d'ailleurs, et susceptibles d'être nettoyés chaque semaine par une immersion de quelques heures dans un bain antiseptique?

Il nous faut bien aussi, à propos du cahier, parler de la façon d'écrire, des deux modes qui aujourd'hui se disputent le privilège d'être adoptés dans le monde scolaire : le mode d'**écriture droite**, le mode d'**écriture penchée**, ce dernier pratiqué jusqu'à ce jour par l'immense majorité des hommes. Un professionnel, éminemment compétent, M. Lacabe-Plasteig, montre les avantages incontestables de l'écriture tracée le corps droit, le cahier droit, la main droite, montrant que, dans cette position toute naturelle, l'enfant est beaucoup moins sujet aux déformations, à la scoliose, à la myopie que l'on constate si communément chez nos jeunes gens lorsqu'ils se présentent devant les conseils de revision.

Les partisans de l'écriture penchée objectent que les positions fausses, dangereuses, à juste titre condamnées par les médecins, ne tiennent en rien au genre d'écriture imposé à l'enfant, mais sont dues uniquement à l'inobservance des règles concernant la tenue du corps, règles auxquelles les élèves se plient tout aussi facilement quand ils écrivent penché que quand ils écrivent droit. Nous ne voulons prendre absolument parti pour l'un ou l'autre système. L'essentiel selon nous est que, dans cet exercice, l'enfant ait le buste bien droit et bien vertical, les deux coudes à la même hauteur sur la table légèrement inclinée, la ligne des épaules parallèle au banc qui lui sert de siège, la tête élevée le plus possible et tenue à une distance constante du papier; que, dans cette position, il trace des jambages perpendiculaires à la réglure, ou inclinés sur celle-ci; il a des chances d'éviter à la fois scoliose, déformation et myopie.

CONCLUSIONS

Nous résumons ainsi nos remarques et observations :

Construire des locaux scolaires dans un endroit sain, ensoleillé, accessible aux courants d'aération, en retrait de la bordure de la rue, planter d'arbres les alentours.

Adopter le plan et faire choix des matériaux qui soient le plus en rapport avec les progrès de la construction et les prescriptions de l'hygiène moderne. — Ne pas sacrifier le confortable, la commodité intérieure, à la décoration, au coup d'œil extérieur.

Salles de classes spacieuses, planchéiées, bien éclairées, copieusement aérées.

Murs peints, plancher et matériel d'enseignement imprégnés d'une préparation qui « boit » la poussière.

Lavages à grande eau toutes les semaines.

Balayages humides et antiseptiques tous les jours (1).

Tableaux gais, cartes murales bien éditées, gravures artistement composées.

Des tables-bancs confortables, avec dossier, où l'enfant puisse séjourner sans éprouver aucune fatigue.

Remplacer balais, plumeau, brosses, etc., par l'éponge ou le chiffon humide.

Profiter de l'été et d'un temps chaud et sec pour édifier les maisons d'école.

---

(1) Avec un mélange de 6 litres de sciure.
3 litres d'eau
0,25 de crezyl.

(Dr Doizy.)

Multiplier le nombre des constructions scolaires ; en faire des groupes de quartier ; éviter une trop grande agglomération d'enfants.

Bannir des salles le froid humide qui est si pernicieux pour les enfants. N'entrer dans des salles nouvellement aménagées que si elles ont peintures, plâtras, murs, parfaitement secs.

L'entretien des bâtiments se fera d'une façon rigoureuse sous le contrôle d'un corps élu nommé le « Conseil scolaire » dont la composition, les attributions sont à déterminer (1).

Le balayage des écoles primaires élémentaires est une charge essentiellement communale. Dans aucun cas, il ne sera fait par le personnel : maître et élèves attachés à l'établissement (2). — Dans les imprimés des **budgets communaux**, inscrire une ligne de plus, **Service du balayage des classes**, suivie du signe O.

Que pendant les vacances, les jours de congé, les dimanches et les jeudis, les fenêtres soient grandes ouvertes.

Les jours de classe, aération pendant les récréations,

---

(1) Cf. *Education de la Démocratie*, par A. Sécheret.

(2) Nous donnons à titre de document le règlement ci-dessous que M. le Maire de Vierzon-ville vient d'élaborer de concert avec les directeurs et directrices d'école de la Ville :

Article Premier. — Par arrêté en date du... et suivant décision du conseil municipal, il est créé à l'école de... un ou deux emplois de femme de service.

Art. 2. — Les femmes de service sont chargées du balayage des salles de classe, couloirs, escaliers, vestibules, préaux, cours, cabinets d'aisance, et en général de tous les services qui seront jugés utiles par le directeur ou la directrice de l'école. Elles devront procéder à l'allumage des poêles et au nettoyage des carreaux. Ce dernier travail devra être fait au moins une fois par mois.

Art. 3. — Elles seront sous la direction et la surveillance

de midi à une heure et après la classe. Ouverture des vasistas pendant la classe.

Mettre des crochets solides aux fenêtres afin de n'avoir pas à compter avec un coup de vent.

Ornementation sobre des salles de classe. En bannir tout ce qui en assombrit l'aspect.

Etablir des vitrines pour y placer, à l'abri de la poussière, le matériel d'enseignement.

Doter chaque établissement d'un mobilier scolaire nouveau modèle.

Ne placer entre les mains des élèves que des ouvrages bien imprimés, d'une reliure de bon goût, sur papier de bonne qualité.

Bannir l'usage des bons points en carton.

Apporter quelque tempérament au système de la *gratuité* absolue, et laisser les enfants de famille aisée acheter les cahiers qui leur sont nécessaires, et qu'ils emportent à la maison, (la gratuité ne peut jamais être obligatoire).

Ne pas laisser s'accumuler dans la bibliothèque classique, des livres hors d'usage, ou ayant servi à des enfants soupçonnés de tuberculose.

Eviter la contagion par le livre en laissant à l'élève qui nous quitte, les livres dont il s'est servi pendant la scolarité.

---

du directeur ou de la directrice de l'école pour tout ce qui concerne le service intérieur.

ART. 4. — Leur traitement annuel est fixé à la somme de... payable par mandat mensuel.

ART. 5. — Elles fourniront elles-mêmes tous les ustensiles de balayage et de nettoyage nécessaires à la bonne exécution de leur service. Il leur est alloué pour ces différentes fournitures une somme annuelle de 6 francs par classe.

ART. 6. — Les femmes de service sont nommées par et révoquées par . La révocation sera prononcée à la suite de fautes graves, négligences ou absences non justifiées. En cas de maladie, elles seront tenues d'assurer le service d'accord avec le directeur ou la directrice de l'école.

Faire la guerre aux « lécheurs d'ardoise » et aux « buveurs d'encre ».

Le cahier de devoirs journaliers reste à l'école et n'est rendu à la famille qu'à la fin de l'année scolaire.

Se montrer exigeant sur la qualité des fournitures classiques achetées par les élèves. Que les communes, villes, caisses des écoles, etc., se servent autant que possible, pour l'achat de ces fournitures, de l'intermédiaire de l'instituteur, et traitent avec lui à forfait.

Défendre aux enfants de cracher autour d'eux, sur la table, sur leur ardoise; d'essuyer celle-ci avec leur langue, leur main, la manche de leur vêtement. Les habituer à se servir de l'éponge ou du petit chiffon.

Que l'école fournisse à chaque élève un tablier en satinette noire, solide, sur laquelle la poussière a peu de prise.

Que les vestiaires, salles de provisions de bouche, cabinets, soient tenus dans un état constant de propreté irréprochable.

Que l'instituteur, l'institutrice qui remplacent un confrère ou une collègue morts de la tuberculose, ne prennent possession du logement qu'après que celui-ci a subi une sérieuse désinfection.

Que les délégués cantonaux s'acquittent consciencieusement de leur mission au point de vue de l'hygiène du bâtiment scolaire, dont ils ont la surveillance.

Que l'inspecteur primaire soit tenu, lorsque les instituteurs, nommés dans une nouvelle localité le demandent, de visiter en compagnie du médecin scolaire, les logements et les locaux, de déposer un rapport en vue de *contraindre*, s'il y a lieu, la commune à faire les réparations, aménagements, désinfections, etc..., dont l'utilité et les convenances ont été reconnues incontestables.

L'ouvrage purement scolaire l'*Hygiène dans les examens primaires* contient les devoirs d'élèves se rapportant à ce chapitre.

CHAPITRE II

HYGIÈNE DE L'ENFANT

Hygiène corporelle. — Le médecin des écoles. — Propreté journalière. — Habitudes de propreté. — Examen médical. — La tuberculose; prescriptions préventives. — Le sanatorium-école. — Le sommeil de l'écolier. — Hygiène alimentaire. — Les cantines scolaires. — L'eau potable. — De l'eau à tous. — Déjeuneurs et chambriers. — Les soupes scolaires. — Vers le socialisme par l'éducation. — Les vêtements de l'écolier. — L'air pur. — Les récréations. — Jardins et parcs scolaires. — Ecole en plein air. — Les jeux. — Les jouets nocifs. — Les sports. — Congés et vacances. — Vacances éducatives. — Vacances utiles. — Colonies scolaires. — La mutuelle des colonies scolaires. — L'œuvre du grand air. — Aide sociale à l'enfance. — Mutualité préventive. — Les colonies scolaires parisiennes. — Echanges d'enfants. — Classes de vacances. — Fiches sanitaires des élèves. — Le médecin auxiliaire de l'instituteur. — Hygiène intellectuelle et hygiène mentale. — L'aesthésiomètre. — Le surmenage. — De la sélection humaine au point de vue des études. — **Conclusions et vœux.**

Les locaux scolaires étant bien installés, la demeure bien appropriée, l'école aseptique, il importe à l'hygiéniste de n'y point introduire d'éléments morbides, susceptibles d'en troubler les conditions de saine existence.

Le nid est fait. Il est élégant, solide, à l'abri des intempéries, du chaud, du froid, des ennemis qui voudraient l'envahir; gare aux oisillons, têtes frivoles, si, inconsciemment, ils ramènent avec eux des hôtes dangereux, menaçant l'avenir!

L'oisillon — c'est-à-dire l'enfant — que nous le considérions aux différentes étapes de la vie scolaire, bébé à l'école maternelle, garçonnet à l'école primaire, adolescent au cours complémentaire, devra être constamment l'objet de soins minutieux, attentifs, si nous voulons éviter la destruction et l'anéantissement de toutes les espérances fondées sur lui.

Ces soins seront assurés par une hygiène bien comprise, appliquée intelligemment; hygiène de l'enfant, et hygiène du maître — hôte permanent du nid, dont nous allons avoir à parler — qui éliminera rapidement et d'une façon aussi complète que possible les ennemis qui voudraient pénétrer, et surtout le plus redoutable, le bacille de Koch, le bacille de la tuberculose.

Pour arriver à ce résultat, on mettra tout en œuvre, volonté et intelligence, pour que les quelques principes que nous allons énoncer ne tardent pas à passer dans la pratique, dans le domaine de l'habitude, de façon à en acquérir toute la force.

*
* *

L'enfant sera, tout d'abord, surveillé dans son **hygiène corporelle**.

Trop souvent, la vie intérieure de la famille, celle de l'école même est une violation perpétuelle de cette hygiène. L'admission d'un élève dans l'agglomération scolaire n'est soumise, jusqu'ici, à aucun contrôle sérieux. Tandis que les associations ou administrations diverses exigent, de ceux qui viennent à elles, une visite médicale préliminaire, chez nous l'accès est libre, tous pénètrent : rachitiques, robustes, tuberculeux, etc., et prennent place pêle-mêle, dans l'enceinte de l'établissement. La contagion s'installe avec chaque entrant, sans que personne paraisse s'en douter.

Pourtant, les enfants qui nous arrivent ne sont pas tous constitués pour satisfaire à l'obligation scolaire, pas plus que tous les conscrits ne sont aptes à entrer au régiment.

Que l'enfant subisse donc, lorsqu'il se présente à l'école, un **examen médical** rapide, mais consciencieux. — Nous demandons, pour cela, l'institution d'un emploi de **médecin scolaire**. Si un enfant est reconnu bien constitué, bien nourri, constamment propre, libre de toute tare congénitale, il sera reconnu « propre au service », et suivra le programme ordinaire de la classe de son âge, sans danger pour lui et ses camarades.

Le médecin aura peu à s'occuper de celui-là et de ceux qui lui ressemblent. De concert avec le maître, il veillera seulement à la **propreté journalière**. Celle-ci a son importance dans les campagnes, dans les grands centres ouvriers surtout.

Dans certaines écoles, en effet, les enfants viennent peu ou pas chaussés ; la crasse s'étale avec impudence sur tout leur corps, y compris la figure et les mains. La chevelure n'a d'autre démêloir que celui formé des quatre doigts et du pouce. De-ci, de-là, un paquet graisseux, voisinant avec un dépôt de salive — le tout décoré pompeusement du nom de pommade -- plaque quelques mèches sur le cuir chevelu ; le rebrousse-poil occasionné par les grattages à la dérobée laisse voir le pou insolent, l'ineffable pou, qu'un préjugé stupide croit nécessaire à la santé de l'enfant.

Pourtant, il y a une fontaine non loin de l'école, dans la cour même ! Vite, envoyons-y le bonhomme. L'eau fraîche rend le corps dispos et éveille l'esprit.

L'instituteur, peut-il faire plus ? « C'est à lui, dit M. Poitevin, du *Volume*, qu'il appartient de faire connaître aux enfants l'utilité hygiénique et morale de la propreté, ainsi que les moyens pratiques et commodes d'être propre. Par des leçons de choses d'un nouveau genre, il leur montrera les principaux instruments de toilette, en indiquant la manière de s'en servir. »

*
* *

D'une conférence faite récemment par Mlle Brès, inspectrice générale des écoles maternelles, à l'École normale d'Aix, nous extrayons, concernant les dites écoles, ces recommandations fort sages et d'un grand sens pratique :

« Une des premières habitudes à faire prendre à l'enfant, c'est celle de l'ordre et de la propreté (1). Il faut lui enseigner à se moucher, à se coiffer, à se laver parfaitement les mains, le visage et le cou, à se

(1) A ce point de vue, est spécialement recommandé le *Carnet de correspondance scolaire et éducatif* entre l'école et la famille, par A. SÉCHERET. — J. Winling, éditeur, à Charleville.

nettoyer les ongles, et, pour cela, on fera faire quotidiennement des exercices de ce genre.

« A ce propos, une mesure d'hygiène s'impose. L'essuie-mains collectif est un agent de contagion. Combien préférable, à tous les points de vue, l'essuie-mains individuel, si petit et modeste soit-il ! Avec un peu d'ingéniosité et de persévérance, l'institutrice peut amener la mère de famille à fournir le linge de toilette de son enfant.

« Ce n'est pas assez d'apprendre à l'enfant à se tenir propre lui-même, il faut lui enseigner à entretenir l'ordre et la propreté autour de lui : 1° ne pas salir ; 2° nettoyer ce qui est sale.

« Afin de ne pas salir la classe, les enfants doivent se frotter les pieds au paillasson. Chacun d'eux devrait, en outre, avoir un chiffon pour essuyer la poussière de ses chaussures.

« Pour l'ordre et la propreté de la classe, on doit encore apprendre aux enfants à nettoyer les ardoises ; ce nettoyage doit se faire non avant d'écrire, mais après que l'on a écrit ; l'ardoise a ainsi le temps de sécher.

« Chaque enfant a un chiffon ; l'un d'eux passe dans les rangs avec un gobelet plein d'eau. Ses camarades mouillent leur chiffon et nettoient leur ardoise. »

*
* *

Donc, plus de têtes couvertes de plaques noirâtres de crasse accumulée, plus de mains sales, plus de ces mauvaises odeurs qu'exhale un corps incomplètement nettoyé. L'eau, le savon et la brosse auront passé par là tous les jours; et, une fois par semaine au moins, des bains-douches auront procuré leur bienfaisante action au corps tout entier.

L'enfant aura, autant que possible, les cheveux coupés court. On lui apprendra enfin à se servir chaque jour de la brosse à dents. L'hygiène de la bouche est trop souvent négligée chez nos écoliers.

Du reste, des lavabos devraient être annexés à tout établissement scolaire, comme ils le sont aux établissements hospitaliers où les malades malpropres sont obligés de se « désinfecter ». — L'influence morale de cette innovation serait considérable. — L'enfant arrive à l'école incomplètement débarbouillé par sa famille, nécessiteuse ou ignorante. Immédiatement, on le remet à une femme de service qui, en compagnie d'autres mal peignés, le conduit au lavabo commun où il subit un nettoyage nécessaire. En grandissant, un sentiment de honte le saisit, et lui fait comprendre qu'il se doit à lui-même de se nettoyer sans le secours d'aucun aide.

Ce résultat obtenu, il entre en classe et se trouve au contact d'autres enfants propres, nets, bien portants, puisque — nous l'exposons plus loin, — les malades sont isolés, et que le certificat médical cesse d'être une formalité, le plus souvent un acte de complaisance coupable.

*
* *

Le médecin examine surtout les enfants suspects de **tuberculose**. Ils sont alors envoyés dans des sanatoria spéciaux, si tel est le désir de leurs parents (qui peuvent d'ailleurs les faire soigner à leurs frais). Ces institutions, sorte de demi-pensions de campagne, ou de petits internats, tiennent le milieu entre **l'école** et le **sanatorium**. Les enfants y séjournent jusqu'au moment où aura disparu tout danger pour eux et leurs camarades.

Les enfants débiles de constitution, ayant une ration alimentaire insuffisante, mais libres de tare congénitale grave, seront aussi classés à part. Ils ne peuvent guère, sans détriment pour leur développement physique, suivre les programmes correspondant à leur âge. Ils forment une classe spéciale, travaillent moins, redoublent le cours qu'ils suivaient, passent la plupart de leur temps au grand air, sont soumis à une sérieuse observation médicale, réexaminés, mensurés, pesés à intervalles rapprochés.

On le voit, le **médecin scolaire** joue un rôle bienfaisant, nécessaire. Sa fonction sera délicate parfois. Mais il pourra intervenir prudemment auprès des familles, et sans jeter de vaines alarmes dans le cœur des mères, saura faire comprendre à toutes, la nécessité de veiller à la santé de leurs enfants, de préserver, par les moyens qu'indique la science, ceux qui sont déjà atteints.

Il saura persuader aux papas que la tuberculose, par exemple, n'est pas une maladie infamante, et qu'il ne porte nullement atteinte à leur honneur en prononçant la mise en traitement d'un de leurs enfants. Ils comprendront, au contraire, qu'il y aurait infamie et crime même, de permettre à un mal quelconque de se développer jusqu'à ce que le malade en souffre et en meure, après avoir communiqué sa souffrance aux autres.

Enfin, le médecin doit s'occuper particulièrement de la **vue** des élèves; il en mesure la puissance, l'étendue par l'emploi des tableaux de Snellen, et assigne à chaque élève la place qu'il peut occuper pour ne rien perdre des explications et démonstrations qui se font par les cartes, dessins et tableaux noirs suspendus aux murs.

*
* *

Revenons dans la salle de classe retrouver nos jeunes écoliers.

Beaucoup d'entre eux sont grognons, parmi les tout petits. Les plus âgés pleurnichent et sont sous l'influence d'un malaise mal défini : indolence, cauchemars, vertiges, peurs exagérées, sensibilité excessive, etc., qui résulte d'un repos insuffisant du cerveau, d'un épuisement nerveux. L'enfant n'a pas suffisamment dormi.

L'absence, ou au moins l'**insuffisance de sommeil** peuvent déterminer des maladies graves chez l'écolier, dont l'organisme n'est pas suffisamment établi. Le séjour prolongé au lit l'incite, au contraire, à la nonchalance et aux habitudes pernicieuses.

Il y a un juste milieu à observer.

L'enfant qui fréquente l'école maternelle doit dormir douze heures par jour ; l'élève de l'école enfantine, onze heures ; celui de l'école élémentaire, dix heures ; celui du cours supérieur, complémentaire, neuf à dix heures.

L'idéal serait que l'enfant dormît du jour au jour. Malheureusement, la famille ne suit pas cette règle. Aussi, n'est-il pas rare de voir des élèves pris de sommeil pendant un exercice scolaire. Les « classes où l'on dort », dont on s'est quelque peu moqué, n'ont peut-être pas tout mauvais.

*
* *

L'alimentation doit faire l'objet, elle aussi, d'une surveillance particulière, tout aussi sérieuse, sinon plus, que celle exercée sur l'hygiène corporelle. Si l'enfant malpropre, en effet, qui pénètre dans une salle de classe apporte sur lui, du dehors, des germes redoutables qui peuvent contaminer de nombreux élèves, l'enfant mal nourri, amaigri, émacié, est en état de réceptivité permanente, et son terrain somatique est tout préparé pour recevoir et laisser proliférer tous les bacilles en général, et celui de la tuberculose en particulier.

Nous abordons ici, indiscutablement, une grosse et importante question, parce qu'elle touche de près à la question sociale : nous voulons parler de l'**hygiène alimentaire**.

Que l'enfant du commerçant, de l'artisan aisé, de l'employé, arrive à l'école avec un organisme résistant, développé suivant les lois de la physiologie, grâce à une alimentation régulière et essentiellement nutritive, les germes ambiants des différentes infections n'auront aucune prise sur lui, et seront détruits par la puissante vitalité du sujet, par la résistance de son organisme.

Il n'en sera pas de même, hélas ! de l'enfant de l'ouvrier qui pourra peut-être, à la rigueur, remplir ses devoirs d'hygiène corporelle, mais qui, à coup sûr, ne remplira jamais normalement ceux de l'hygiène alimentaire. On aura beau, sous des formes multiples et variées, lui prêcher la régularité dans les repas, lui exposer la richesse de tel aliment, la valeur substantielle de tel légume, les résultats seront nuls.

Nous connaissons trop personnellement les ménages ouvriers pour savoir ce qui se passe dans la généralité des cas. Le père, qui n'est pas toujours affilié à la ligue antialcoolique, laisse au cabaret une bonne partie de sa paie de quinzaine ; la mère, éloignée du foyer par le travail et de multiples raisons, cherchant elle-même les moyens de subvenir à sa propre existence, les enfants mangent, à n'importe quel âge, les aliments les plus bizarres et les moins en rapport avec le développement de leur organisme : cervelas, hareng-saur, fruits, sardines à l'huile, vin pur, pain trop tendre, deux sous de frites, etc., etc., c'est-à-dire des repas froids, achetés chez le charcutier ou l'épicier du coin et surtout... n'exigeant aucune préparation culinaire.

Sans vouloir faire une critique de cet état de choses, et chercher à expliquer le pourquoi psychologique des tristesses des ménages ouvriers, en ne considérant — ce qui est dans notre rôle strict — que le développement de la race et l'aide que nous voulons lui porter dans la lutte contre les maladies qui guettent le prolétaire, notamment la tuberculose, voici, à notre sens, ce qu'il conviendrait de faire.

Et d'abord, nous supplions les municipalités de ne pas pousser les hauts cris, et d'examiner consciencieusement, comme nous l'avons fait nous-même, lequel il vaut mieux de **doter raisonnablement le service scolaire**, et de prévenir un mal social qui se produira fatalement, que d'allouer des crédits énormes, et de dépenser sans compter lorsqu'on a à dresser le budget des établissements relevant de l'assistance publique.

Pourquoi restreindre tout à fait les dépenses quand il s'agit de doter notre race d'une belle et forte constitution physique et morale ?

Dans les écoles maternelles et moyennant une faible rétribution, fonctionne, depuis de nombreuses années déjà, le système des **cantines scolaires** : Voilà l'institution excellente, annexe nécessaire, obligée, de l'école de l'avenir, que les pouvoirs publics aussi bien que l'initiative privée, doivent encourager et répandre. Le fonctionnement de ce service présente-t-il des difficultés insurmontables ? non : un peu d'argent et beaucoup de dévouement, comme en exige d'ailleurs tout ce qui touche au service des écoles de tous ordres.

Nous devons à l'obligeance d'une dévouée directrice d'école maternelle, la note suivante qui résume cette œuvre des cantines scolaires (1).

I. *Matériel.* — Cuisinière et ustensiles nécessaires pour la préparation des aliments, vaisselle, couverts et timbales en fer battu. Serviettes en coton qui peuvent être lavées tous les jours. Tables sur tréteaux faciles à déplacer. Linge de cuisine. Le tout est fourni par la municipalité.

II. *Alimentation.* — Soupe au lait, soupe maigre, pot-au-feu, purée de pommes de terre, de pois cassés, de haricots; riz, nouilles; ragoût de légumes avec viandes blanches; œufs.

Le prix du repas est fixé à 0 fr. 10. Les indigents sont admis gratuitement. Chaque convive apporte son pain.

Le repas a lieu de 11 heures à 11 h. 1/2.

Les enfants passent au lavabo avant d'entrer au réfectoire ; une serviette, munie de cordons, est passée au cou de chacun.

Le personnel préposé à la surveillance des repas doit être actif et dévoué; il faut apprendre aux enfants à se bien tenir, à manger proprement, et pas trop vite; aider ceux qui ont quelque peine à manger seuls.

(1) Mlle Goury, directrice de l'Ecole Maternelle à Charleville.

III. *Avantages.* — Nourriture saine, abondante, régulière, préparée spécialement pour des enfants ; bien meilleure, la plupart du temps, que celle qu'ils ont à la maison. Conduite aux cabinets à heure fixe. Quiétude parfaite des mères de famille qui travaillent au dehors, de savoir leurs bébés bien soignés et à l'abri des intempéries, moins exposés par conséquent aux maladies infantiles, souvent si funestes.

IV. *Inconvénients.* — Privation de la vie de famille. Moins d'attachement pour les parents. L'enfant ainsi éloigné des siens tout le jour souffre inconsciemment. Malgré tout le dévouement des maîtresses et les soins affectueux dont elles entourent leurs élèves, rien ne peut remplacer la mère.

Les inconvénients signalés peuvent être considérés comme très légers quand il s'agit d'adultes.

Ajoutons que la boisson est l'eau, l'**eau potable**. On considère comme eau potable excellente celle qui contient moins de 200 bactéries par centimètre cube.

L'eau de source, l'eau de puits n'est pas absolument indemne de germes morbides ; il faut observer quels terrains environnent le point d'émergence : le sol est le plus souvent souillé par des produits provenant d'hommes ou d'animaux malades ; les lieux d'aisances, les égouts ont une influence pernicieuse ; c'est dans les eaux avoisinantes que l'on rencontre le bacille typhique, les microbes de la suppuration, le vibrion cholérique, etc., etc.

Ne pas introduire, même avec les plus grands élèves,

l'usage de **boissons alcooliques**. Disons, en passant, que nous n'approuvons pas les « vins d'honneur » offerts à certains jours de l'année à la jeunesse des écoles. Les enfants n'ont nullement besoin, pour être joyeux et gais, de l'animation que procure l'alcool; ensuite, pour quelques-uns d'entre eux, cette pratique n'est pas sans inconvénient. Quelle que soit la surveillance exercée, il n'est pas toujours possible d'empêcher les gourmands de trop boire; voilà un ivrogne en herbe que l'école a fait éclore. Joli résultat, vraiment ! De l'eau, **de l'eau à tous, particulièrement à l'enfance**.

Il y aurait lieu d'étendre et de donner un plus grand développement à ces cantines scolaires qui seraient établies dans les écoles primaires, soit de garçons, soit de filles, avec un personnel spécial de femmes de service ; ces cantines seraient surtout réservées aux indigents. Des essais de ce genre ont été tentés à Saint-Etienne, à Roubaix, et les résultats obtenus ont été de tous points concluants. En Bretagne, même innovation heureuse. « De Vitré à Ploërmel, nous dit M. E. Petit (1), existent par centaines, **déjeuneurs et chambriers**. Ceux-ci sont des élèves qui, moyennant cinq à sept francs par mois, sont des manières d'internes primaires chez les instituteurs, les institutrices. Les déjeuneurs sont des externes qui bénéficient des cantines, des **soupes scolaires**, qu'à

(1) D'après le *Maître pratique*.

la ville, aux champs, les amis de l'école multiplient. Le déjeuneur fréquente assidûment, aime son école ; il donne aux bonnes volontés, aux dévouements, à la générosité sociale, le moyen de s'affirmer. »

L'œuvre des cantines scolaires est d'ailleurs le corollaire de la loi de 1882 sur l'obligation. Il est difficile, en effet, de forcer un père de famille, qui habite au loin, à envoyer ses enfants à l'école, si on ne fournit à ceux-ci dans l'intervalle des classes, une nourriture réconfortante, hygiénique. Les cantines répondent à un besoin social urgent ; elles s'adressent à de petits délaissés, à des enfants souffreteux de nos villes ou de nos campagnes qui trouvent à l'école le réconfort physique qui, peu à peu, fait d'eux des hommes valides et forts.

Dans les écoles de filles, chaque élève tour à tour aide à la **préparation des repas**. Les fillettes ne peuvent trop tôt s'exercer au travail qui leur incombera plus tard.

Quelle bonne chose que ces cantines à tous les points de vue! Voici peut-être ce qui est le meilleur :

Par elles, nous n'effacerons pas d'un coup les inégalités sociales ; du moins peut-on s'efforcer de les réduire quand elles sont trop blessantes. Aujourd'hui dans les écoles pourvues de cantines, tous les élèves prennent en commun leur repas et le même repas. Ils s'abandonnent librement à leur mutuelle sympathie. A tour de rôle, ils collaborent à la confection de ce repas : N'est-ce pas là de l'instruction civique en action? N'est-ce pas la vraie **éducation sociale**, l'école de la Fraternité? (1).

*
* *

Il nous faudrait parler aussi du vêtement de nos écoliers. En général, les garçons ont des costumes qui leur laissent la liberté de leurs mouvements. Le **costume** des fillettes n'est pas exempt de critiques. Tout ce qui concerne cette question est résumé dans cet axiome : « *Le vêtement est fait pour le corps et non le corps pour le vêtement.* »

*
* *

Après le vivre et le couvert, donnons aux enfants de nos écoles l'appétit en rapport avec leur âge, et surtout de **l'air pur et vif** à leurs poumons. Durant le temps de la scolarité, les moyens sont mesurés; l'écolier, hors de la salle de classe, ne trouve pour changer ses poumons de milieu, que la cour des récréations et le jardin scolaire.

Le maître consciencieux ne « triche » jamais sur le temps des **récréations**, même à l'époque où il « chauffe » ses élèves en vue des examens. Que le quart d'heure entier, stipulé par l'emploi du temps ne soit pas rogné; que les jeux, les cris même ne l'effraient pas; c'est, pour les organes respiratoires une gymnastique salutaire.

(1) D'après le *Bulletin de l'Aveyron*.

Le **jardin scolaire** est peut-être plus utile encore que la cour de récréations. Il a de grandes allées, des fleurs, des arbustes et des arbres fruitiers, de l'ombre, de la fraîcheur. C'est là, c'est dans le parc scolaire de l'école modern-style que l'enfant souffreteux, infirme, moins apte à prendre part aux jeux bruyants, aux courses folles, aux « grandes parties » peut se délasser, respirer de la façon calme qui convient à son tempérament et jouir de la vie scolaire, comme ses camarades mieux doués sous le rapport de la santé.

Que ce jardin soit en grande partie entretenu, ensemencé par les élèves. Habituons les enfants à y travailler afin qu'ils prennent goût aux **jardins ouvriers**, œuvre des plus recommandables au point de vue hygiénique, moral et utilitaire.

L'idéal pour l'enfant comme pour le maître serait l'**école en plein air**. Et pourquoi n'en userait-on pas ? Quand le temps le permet, quand le devoir écrit peut être remplacé par un exercice oral, que la troupe joyeuse prenne le chemin des champs : et sous l'ombrage que fournit l'orée des grands bois, que l'on donne aux enfants une leçon de sciences sur la nature qui les entoure ; que l'on pose des questions sur la dernière causerie d'histoire ; que l'on profite du mamelon, du cours d'eau qui le contourne pour expliquer *de visu* quelques termes géographiques; ne peut-on faire une lecture à haute voix, évaluer avec les élèves, approximativement, la hauteur d'un arbre, la largeur d'un ruisseau, l'étendue d'un champ de blé?

N'est-il pas possible d'organiser un chant d'ensemble, une grande course où les poumons retrouvent leur compte et se rattrapent des longues heures de séquestration ?

Enfin, soit en plein air, soit dans la cour, soit dans la salle de classe organiser des jeux. Ceux-ci, dans nos écoles, comprennent le **jeu aux jouets** et le **jeu libre.** Ils ont l'un et l'autre leurs inconvénients et leurs avantages.

Le programme des écoles maternelles porte, avec raison d'ailleurs, le jeu aux jouets. Il a un rôle immense sur le développement physique et mental de l'enfant, il est un puissant auxiliaire à son imagination créatrice. Il y a lieu pourtant de faire une sélection parmi les jouets. Il y a aujourd'hui tant de bibelots destinés à l'enfance! Parmi eux beaucoup peuvent être nocifs et capables d'entraîner de fâcheux accidents.

D'abord, il ne faut pas mettre entre les mains des enfants des objets trop petits susceptibles d'être avalés tels que : perles en verre, billes, dés, etc., et autres objets capables de léser le tube digestif dans leur passage.

Ce qui est plus grave, c'est de voir ces menus objets, ou les poussières qui les recouvrent, être aspirés et introduits dans les voies aériennes.

Donner des pièces de monnaie, des sous aux tout petits est aussi fort dangereux. Ils serrent ces sous avec opiniâtreté, escomptant la jouissance que va leur procurer l'achat des bonbons. Leurs petites mains s'imprègnent de tout ce qui recouvre le sou. Or, rien n'est moins propre qu'un sou qui a circulé dans tant de mains et dans tant de poches : et quelles mains et quelles poches ! Que de microbes — et peut-être de dangereux — dans cette couche graisseuse qui recouvre toute pièce ayant circulé ! Plusieurs maladies contagieuses peuvent être transmises par ce moyen (1).

Il faut se préoccuper aussi des **couleurs** qui recouvrent les jouets. Plusieurs d'entre elles sont très nocives. Les jouets eux-mêmes sont suspects comme agents de transmission des plus graves maladies. Ne jamais accepter dans une école, ceux qui sont offerts en don et qui ont servi à des enfants morts de scarlatine, de tuberculose, de diphtérie, etc. Il faut bien savoir que les jouets, nécessairement contaminés, gardent leur pouvoir contagieux pendant des mois et des années. Le mieux est de les brûler, ainsi que tous ceux qui ont une provenance suspecte.

*
* *

Le **jeu libre** a une importance biologique capitale. On ne doit plus le considérer comme un amusement futile, indigne de l'attention de l'éducateur. Le jeu d'abord est le grand remède des anormaux, c'est la seule fiche de consolation qui leur reste, attendu que la colonie scolaire ne peut guère, pour diverses raisons, se charger d'eux.

(1) D'après M. le Dr Rocaz, chef de la clinique médicale des enfants à la Faculté de Paris.

Il a une importance énorme pour les enfants de la classe ouvrière, qui ont besoin d'un corps sain et robuste, surtout à notre époque d'utilitarisme à outrance. Le programme qu'il comporte est des plus vastes. Courses, football, rallie-paper, connaissance pratique des instruments de défense et de locomotion : équitation, natation, escrime, nautique, bicyclette, automobile même.

Que le jeune écolier s'initie à toutes ces choses dont nous a dotés le génie moderne. Les notions qu'il en retirera sont considérées comme indispensables à son **instruction générale**. Il est même imprudent de le lancer dans la vie sans que ses poumons n'aient été soumis à un entraînement qui en accélère le fonctionnement, sans que ses muscles ne soient familiarisés avec tous les mouvements que la vie économique exige d'une charpente corporelle normalement développée.

*
* *

Mais pour que les jeux fonctionnent, pour que la vie sportive se donne libre carrière, il faut le séjour aux champs. Là se pose la grave question des **congés**, des **vacances**.

Nous avons vu, à la Chambre, un député, au nom de l'hygiène, inviter le gouvernement à réduire « au cours de l'année scolaire, les petits congés supplémentaires autres que ceux du jour de l'an et de Pâques et à en reporter le total sur les grandes vacances qui commenceraient le 14 juillet pour se terminer vers le 25 septembre ».

Notre avis est **que le statu quo soit maintenu**, que les vacances aillent d'août en octobre.

Si l'habitude de finir les cours le 14 juillet entre définitivement dans nos mœurs, nous n'y contredisons pas. Nous demandons seulement que les semaines qui s'écoulent de la Fête Nationale au 8 ou 10 août soient employées à ce qu'on pourrait appeler les **vacances éducatives**, consistant en promenades, classes au bois, visites aux exploitations rurales, aux établissements industriels, **caravanes scolaires**, tout ce qui enfin, permettrait de réaliser le précepte de Montaigne : « Je vouldrais qu'on commenceat à promener l'enfant dez sa plus tendre enfance », précepte dont M. André, inspecteur primaire à Reims s'est fait le vaillant apôtre par l'œuvre des voyages scolaires qu'il a fondée (1). C'est, si l'on veut, le champ d'expériences et de contrôle des études théoriques de l'année, l'aboutissement normal des programmes d'enseignement qui se terminent le 1er juillet.

Ce n'est pas trop non plus de ces quelques semaines, qui précèdent le départ des maîtres, pour organiser les **colonies scolaires**, qui, il y a lieu de s'en féliciter, entrent de plus en plus dans nos mœurs. Elles servent enfin à amorcer les **vacances utiles**, celles qui feront du jeune élève un excursionniste, un mécanicien ama-

(1) Cf. *Bulletin de l'Œuvre des Voyages scolaires.*

teur, un ouvrier des champs, et l'initieront à tout travail susceptible de continuer l'entraînement de l'école, d'entretenir l'**activité cérébrale** qui, sans cela, se figerait nécessairement dans le désœuvrement ou les distractions sans but.

Malheureusement, ces deux longs mois d'août et septembre ne sont pas partout aussi utilement employés. Voyons en effet ce qui se passe le jour de l'ouverture des vacances.

A la campagne, on est en pleine moisson, rien de mieux ; l'enfant y prend part dans des conditions hygiéniques parfaites. Tout autre est le sort de l'écolier des centres industriels, des grandes villes, de Paris, de Paris surtout. « Où vont aller, s'écrie M. Jaurès, dans l'*Humanité*, les enfants des ouvriers, les élèves des écoles primaires qui quittent la classe pour la rue malpropre, et pour le logis étouffé, les enfants dont les vacances se passent, non au bord de l'Océan, mais au bord du ruisseau fétide et qui, en fait de montagnes, connaissent les hauteurs de Montsouris, et les altitudes des Buttes-Chaumont ? Ceux-là, qui leur assurera cette perpétuelle cure d'air et de lumière, cette existence remuante et saine ? »

Heureusement, se trouve à Paris, dans le personnel enseignant, des âmes d'élite qui ont tenu à la clientèle demi-aisée ou demi-pauvre de leurs écoles, le langage suivant : « Confiez-nous vos enfants. Nous les amènerons loin des squares, des rues qu'écrasent les constructions à six étages. Nous les conduirons au soleil, à l'air, vers les sommets, vers les grèves. Mais, aidez-nous... Trois semaines de colonie scolaire coûtent environ 80 francs par tête de colon. Trouvez 30, 40 francs. Nous trouverons sans doute le reste. » (1) Ce « reste » fut fourni par la « Mutuelle des colonies scolaires », œuvre de premier ordre, recommandable entre toutes, mais dont les bienfaisants efforts sont nécessairement limités.

Il y aurait peut-être à faire plus et mieux. Combien de familles parisiennes, à l'aise, font un séjour d'été ou d'arrière-saison à la mer ou à la campagne! Ils s'en vont : leurs enfants, quittant le lycée, les accompagnent. Qu'ils pensent, ces heureux du monde, que des centaines de milliers d'enfants des écoles communales vont rester dans leurs faubourgs! Qu'ils prennent donc un de ces enfants! La liste des plus nécessiteux, des plus assidus, des plus sages, leur sera fournie par le directeur de chaque établissement primaire. Le pupille désigné deviendra, pendant un mois, le compagnon, l'ami de leur fils : il vivra de sa vie, de ses jeux, de ses études, l'accompagnera dans ses courses, partagera ses repas. Quand il y en a pour six à table, il y en a pour sept... Le pupille se souviendra. Voici deux familles placées à des degrés différents dans l'échelle sociale, qui vont se connaître, se pénétrer, s'aimer. N'est-ce pas la réalisation de la formule si française d'**aide sociale**, qui doit s'imposer à toute famille aisée. Nous l'avons fondée cette œuvre, et nous l'avons baptisée

(1) D'après le *Rappel*.

l'**aide sociale de l'enfance**. Elle nous a donné des résultats inattendus.

Signalons aussi une autre institution désignée sous le nom de l'**œuvre du grand air**, qui fonctionne très bien en Amérique, et qui commence à s'implanter en France.

Des fermiers reçoivent pour une somme modique, un certain nombre d'enfants qui vivent, non seulement de l'air pur qu'ils respirent à pleins poumons, mais aussi des produits de la ferme. Ils sont occupés à la moisson, à la surveillance des bestiaux, à la cueillette des fruits et à tous les travaux qui correspondent à la période des vacances.

Ils vivent de la vie de famille, dans une quiétude parfaite. Les muscles se fortifient, le teint se brunit, les sens s'exercent et se développent, l'esprit s'ouvre à la connaissance des choses de la nature, et qui sait, s'il ne va pas faire naître en eux le goût des travaux champêtres, si injustement méconnus de nos jours?

*
* *

Les municipalités, il faut le dire, étendent de plus en plus leur sollicitude à tout ce qui touche la santé de l'écolier (1).

(1) Le conseil municipal de Charleville supprime en 1904 la distribution des prix dans toutes les écoles de la ville. Au lieu de livres, les élèves reçoivent des diplômes de mérite, des attestations de travail régulier, de leurs places en composition. Une partie de l'économie en résultant, jointe à une ouverture de crédits spéciaux, est employée à envoyer des enfants de santé délicate à la *colonie scolaire de Gespunsart*.

Des œuvres d'initiative privée, les sociétés protectrices de l'enfance, créent des bourses de colonies scolaires. Enfin la **mutualité scolaire**, si puissamment organisée en France, fera désormais, selon l'expression de M. Léon Bourgeois, de la **mutualité préventive**. Elle va transformer l'instrument *contre la maladie* en un instrument de secours *contre la naissance même de la maladie*. Les jeunes poumons qui, en effet, sont restés un mois **aux champs, aux bois, à la montagne, à la mer**, ont bien des chances d'échapper à un nouvel envahissement d'un bacille pernicieux et surtout du bacille de la tuberculose.

Le congrès de la mutualité qui se tint à Liége en 1905, et le grand congrès parisien contre la tuberculose du mois d'octobre de la même année, ont en effet émis le vœu suivant :

« Qu'il soit introduit dans les *mutualités scolaires* (1)
« un article permettant de prélever, sur le montant des
« recettes disponibles, des sommes nécessaires à

(1) Voici, pour répondre aux vœux des Congrès de Liége et de Paris, les additions que nous avons faites aux statuts modèles (adoptés par la grande majorité des Petites Cavés) de notre *Société scolaire de mutualité*. Ces modifications ont été *immédiatement* approuvées par le Ministère de l'Intérieur.

CHAPITRE PREMIER

But de la Société

ARTICLE PREMIER. — *a... b...*

d. — De faire participer les sociétaires, dans la limite des ressources disponibles, aux bienfaits des **colonies scolaires de vacances.**

« l'envoi, en colonies scolaires, des enfants dont la « débilité réclame les bienfaits du grand air. »

Ce vœu fort intéressant et très pratique qui ouvre aux *Petites Cavés* un nouveau champ de bienfaisante action, n'a pas échappé aux amis de l'école. Dans beaucoup de centres importants, des **sociétés d'hygiène** ont trouvé le moyen de le réaliser. Elles se sont occupées de placer à la campagne, dans un village boisé, une maison forestière, au bord de la mer, sur la montagne, etc., des enfants malingres appartenant à des familles nécessiteuses. Elles ont plus particuliè-

---

CHAPITRE IV

Fonds social

Art. 18. — L'autre partie sera affectée à la constitution..., et à la création de bourses de colonies scolaires de vacances.

CHAPITRE VI

Obligations de la Société

Art. 25. — En outre, chaque année, et lorsque les ressources disponibles le permettront, un certain nombre de bourses de colonies scolaires de vacances pourront être attribuées aux sociétaires dont l'état de santé serait susceptible de s'améliorer par un séjour au grand air, dans les montagnes, au bord de la mer, etc.

Le choix des Boursiers sera fait par une Commission nommée à cet effet par le Conseil d'administration et choisie dans son sein.

Les candidats devront être affiliés depuis deux ans au moins.

La dépense nécessitée pour assurer les services des bourses susvisées sera imputée sur l'excédent annuel des recettes, conformément aux dispositions de l'art. 18. Dans tous les cas, le montant de cette dépense ne pourra être supérieur au..... (indiquer la fraction) de l'excédent annuel des recettes.

rement porté leur choix sur des enfants qui, nés d'une **famille de tuberculeux**, ont jusqu'ici échappé au germe morbide.

Les **colons** sont pesés, mensurés, examinés au départ et au retour par les médecins de la Société. Ils sont placés, non seulement dans un milieu salubre, mais au sein de familles honnêtes et consciencieuses, choisies d'ailleurs avec le plus grand soin. Ils y sont en outre l'objet d'une surveillance régulière de la part des médecins locaux et des autorités municipales et scolaires. Le gain moral et physique est excellent. Le cœur, tout comme l'intelligence et la santé, trouve son compte à ce séjour à la colonie.

Ce double vœu des Congrès de Liége et de Paris entre, pour les grandes villes, dans le domaine des réalités, pour le plus grand bien de l'hygiène publique et de la santé enfantine.

*
* *

Il y aurait aussi, pour une cause aussi juste, pour combattre un danger aussi sérieux que celui de la tuberculose, à faire appel à la **Caisse des écoles**, et à tout ce qui assure, avec un luxe qui frise la prodigalité, ce qu'on est convenu d'appeler la « **gratuité scolaire** ». Il ne nous appartient pas de faire ici le procès de la gratuité, non pas de l'enseignement primaire, qui est tout à l'honneur de la troisième République, mais du service scolaire, interscolaire, circumscolaire tout entier. Ne pourrait-on modérer la tendance de

tout donner à l'enfant quel qu'il soit, qui se présente à l'école? Que la Caisse des écoles apporte un soulagement aux nécessiteux, qu'elle donne sans compter aux malheureux, qu'elle adoucisse, dans une large mesure, le mal que la pauvreté sème toujours autour d'elle, qu'elle corrige les inégalités sociales sur le terrain de l'école, oh ! rien de mieux; nous y applaudissons de tout cœur. Mais qu'elle distribue à l'enfant de parents aisés, riches même, un « équipement » complet d'écolier dont le prix est en définitive prélevé sur le produit des octrois, prestations, impôts divers, plus ou moins directs qui frappent encore les travailleurs, nous ne l'admettons pas. Usons du système de la gratuité; mais, de grâce, n'en abusons pas! Ne donnons des secours publics qu'à ceux qui les demandent, et qui en sont reconnus dignes; et, de l'économie réalisée sur les « mendiants sans besoins », sur les mendiants malhonnêtes, faisons une plus large part à l'enfant des familles nombreuses, à l'enfant des miséreux, à celui que la vie a saisi brutalement au berceau, qui est, pour lui-même, à cause de son état de santé une charge douloureuse, et pour ses compagnons d'école, une cause permanente de danger. De grâce, un peu moins de libéralité pour la gratuité scolaire, un peu plus de largesse pour l'**hygiène de l'écolier** !

*
* *

Notons avec empressement la louable initiative prise par la municipalité de Paris, et la Caisse des écoles du onzième arrondissement, qui viennent de créer à Montigny-le-Roi (Haute-Marne), un établissement modèle, pour une nouvelle colonie scolaire. Déjà, en 1889, la Caisse des écoles de cet arrondissement si laborieux, où l'on compte 20.000 élèves, sur l'initiative de M. Duval, ancien maire, créait la première colonie scolaire de Mandres-sur-Vair (Vosges) où, tous les ans, 1.000 écoliers vont faire un séjour bienfaisant.

Espérons que l'exemple donné sera suivi par des organisations similaires, propres à nous fournir une génération forte et saine.

L'œuvre d'ailleurs prend un développement considérable. On compte actuellement, pour Paris, 82 colonies municipales et privées qui ont pu assurer le séjour au grand air à 15.000 enfants. De leur côté, 105 colonies de province ont permis d'envoyer, à la campagne ou à la mer, près de 12.000 pupilles.

Voici, à titre de renseignements, quelques-unes des œuvres qui relèvent de l'Union des Colonies de vacances de la région parisienne (Siège de l'*Union* : 132, rue Cardinet, Paris) :

Association des instituteurs, 128, boulevard Voltaire.
Colonie Championnet, 174, rue Championnet.
— d'Avron, 22 boulevard Saint-Michel.
— Saint-Gilles de Bourg-la-Reine, Bourg-la-Reine, rue du Chemin-de-Fer.
Colonie Union Saint-Victor, 37, rue de Jussieu.
— de Bon Secours, 6, rue de la Grande-Chaumière.
— Desgenettes, 20, rue du Bouloi.

Colonie Jeanne d'Arc, de Plaisance, 36, rue Guilleminot.
— Jeanne d'Arc, de Notre-Dame-des-Victoires, 21, rue Croix-des-Petits-Champs.

Colonie Saint-Augustin, rue Jean-Macé.
— Saint-Paul de Plaisance, 36, rue Guilleminot.
— du Pavillon d'Alincourt, 49, du Ranelagh.
— du Petit-Appeville, 11, rue Newton.
— Olier, 66, rue d'Assas.
— Jeanne d'Arc, 35, quai d'Anjou.
— du Rosaire, 182, rue de Vanves.
— Enfantine scolaire, Montfermeil, 27, rue de Livry.

Colonie de Belleville, 10, rue du Jourdain.
— Montrougienne, 21, villa d'Alésia.
— Richelieu, 188, faubourg Saint-Martin,
— Saint-Catherine, 30, rue des Ecoles.
— Saint-Séverin, 1, rue des Prêtres-Saint-Séverin.

Cures rurales de Champrosay, 43, rue de Berlin.

L'Air pur, 132, rue Cardinet.

Colonie de Gentilly, 15, avenue Raspail.

La Cécilienne, 14, rue de Surène.

Le Rayon de soleil pour la jeune fille, 127, avenue de Villiers.

Les Trois semaines, 51, rue Gide, à Lavallois-Perret.

La Fraternelle, 5, rue Cochin.

Les Enfants de France, 40, rue Saint-André-des-Arts.

Maison protestante, 15, rue Picpus.

La Maison de famille pour jeunes filles isolées, 120, rue du Bac.

Pour l'Enfant, 10, rue de Saint-Pétersbourg.

Les Syndicats professionnels féminins, 5, rue de l'Abbaye.

Les Quinze jours, 3, rue d'Athènes.

Colonie Javel-Grenelle, 98, pourtour de l'Eglise.
— Javel-Richelieu, 26, rue de la Convention.

Colonie Anne-Marie, Le Havre, 19, rue Gustave-Flaubert.

Colonie de Montbéliard, Montbéliard.

Voyages scolaires, Reims, 71, rue Hincmar.

Œuvre vosgienne des Enfants à la montagne, Épinal, 18, rue de la Paix.

Enfants de Rouen à la campagne, Rouen, 21, rue Lafosse.

Les Petits Angevins à la campagne, Angers, 2, rue d'Alsace.

Les Enfants de Tourcoing, Tourcoing, rue de Lille.

Les Saines vacances, 13, rue de Tournon.

La Maison sociale, 11, rue des Beaux-Arts.

Colonie de Châtillon, Châtillon-sur-Bagneux, 26, rue Gambetta.

Colonie de Saint-Germain à la campagne, 10, rue Lécluse.

— de Saint-Joseph de Passy, 8, rue Singer.

Etc..., etc.

*
* *

Pourquoi aussi, pendant les vacances, ne pas faire des **échanges d'enfants** et de jeunes gens?

Vous êtes, vous, père de famille, directeur d'une ferme champêtre; vous avez reçu chez vous plusieurs citadins, à votre **colonie agricole**; vous désirez que votre fils, votre pupille prennent l'air de la mer. Vous troquez pour deux mois vos progénitures contre l'enfant de l'heureuse famille qui passe sa vie au bord de la grande bleue.

Pourquoi, aussi, ne feriez-vous pas pareil échange avec une famille parisienne? Paris a ses charmes, ses moyens d'études, ses musées, etc., qu'il vous offrirait si vous promettiez en échange votre vie au grand air, la nourriture saine de votre maison de ferme. C'est là un moyen sûr, économique et rapide, de faire de la colonie scolaire, et de la meilleure (1).

*
* *

Enfin, la période scolaire de juillet-août organise les **classes de vacances**. Les élèves séjournent peu dans les établissements scolaires et passent la journée entière loin de l'atmosphère des grandes villes, dans les squares, jardins, dans la forêt avoisinante, se livrent à des exercices modérés, à des promenades lentes et multiples, coupées de pauses, de chants, de collations, de repas sur l'herbe. Ce n'est pas encore parfait comme résultat, mais c'est un moins grand mal que le séjour permanent dans une habitation ouvrière, dans un établissement scolaire d'une importante cité.

(1) Ceux qui s'occupent de cette grave question pourront trouver tous renseignements utiles aux adresses suivantes :

La Propagande, M. Rochelle, professeur au lycée de Bordeaux ;

Le Mode de placement, par le Dr Beauvisage, adjoint au maire de Lyon ;

Projet de fédération, par M. Fougerolles, président de la « Stéphanoise » des Enfants de la montagne, à Saint-Etienne ;

Mutualité et Colonies scolaires, par M. Géo Delvailles, à Bordeaux ;

Les Colonies de vacances en France, par Mme Franck-Puaux, présidente de l'Œuvre des colonies de vacances, avenue du Maine, à Paris ;

Fiches médicales, Dr Lauga, à Bordeaux.

Ecrire aussi à M. le Dr Lenglet, ancien député, conseiller municipal à Reims.

*
* *

Bientôt les brumes d'octobre annoncent la réouverture des classes. Les colonies de vacances rentrent peu à peu. « On va, dit le *Petit Journal*, peser et mensurer garçons et filles, pour s'assurer qu'ils ont bien profité de leur cure en plein air. Mais pourquoi s'arrêter en si bon chemin? Pendant dix mois, personne au point de vue de l'hygiène ne s'occupera plus de ces enfants. On se contentera de leur distribuer journellement, selon les exigences des programmes, de copieuses rations de grammaire, d'histoire ou de mathématiques.

Est-ce qu'il ne serait pas sage de s'assurer que leur corps se développe normalement en même temps que leur intelligence? Pourquoi, comme on l'a proposé il y a quelque temps déjà, ne pas établir pour chaque enfant **une fiche sanitaire**, sur laquelle on relaterait les diverses phases de ses progrès physiques?

De temps à autre, tous les deux mois par exemple, le médecin examinerait l'enfant et noterait sur la fiche les observations qu'il aurait faites, ou rechercherait la cause du retard que l'enfant subirait dans sa croissance.

Et ces renseignements ne seraient pas seulement de la plus haute utilité pour les familles qui, averties à temps, pourraient faire suivre à un enfant le régime qui lui conviendrait le mieux. Ils seraient une indication précieuse pour le maître lui-même.

Un enfant lymphatique, arrêté dans sa croissance par des troubles dans les fonctions digestives ou respiratoires, est maintes fois arrêté par contre-coup dans son travail. Le maître, qui ignore ces particularités, se plaint de son peu de zèle et le punit de sa paresse. Mais ce **ralentissement de l'activité intellectuelle** est bien souvent la conséquence d'un état morbide. Certes tous les paresseux ne sont pas des malades. Mais comment distinguer? Comment séparer le bon grain de l'ivraie? La fiche sanitaire serait, à cet égard, une source précieuse de renseignements. Dans toute éducation rationnelle, **le médecin est l'auxiliaire né de l'instituteur**.

*
* *

Voilà pour l'hygiène extérieure! il y a à côté de cela **l'hygiène intellectuelle et mentale**, qui compte bien aussi dans la vie scolaire de nos enfants, et qu'il est possible d'observer dans de certaines limites.

En principe, il conviendrait de ne solliciter un effort intellectuel de l'enfant qu'au début de chacune des deux séances de la journée, et particulièrement à celle du matin. Un exercice qui exige une grande attention est suivi d'un autre qui demande une fatigue mentale beaucoup moindre, le tout entrecoupé de jeux et de récréations.

Que l'enfant, surtout, ne soit pas morose. Que les divers exercices lui plaisent, l'égayent. « **Le bonheur**, dit H. Spencer, **est le plus puissant des toniques.** »

« Craignons, écrit M. Gilbaud, inspecteur d'académie de l'Aude, sous prétexte de développer les esprits, d'atrophier les corps. » Il prescrit de couper désormais les classes du matin et celles du soir par deux récréations de dix minutes chacune, au lieu de l'être par une seule de quinze minutes.

Il est certain que, comme tous les organes, et plus vite peut-être que tous les organes, le cerveau qui travaille se fatigue. Et cela est prouvé scientifiquement. Or, la **tension intellectuelle** que fournit un enfant dans les premières heures de son travail est toujours considérable, et se traduit généralement par une élimination plus grande de matériaux azotés ou phosphatés.

L' « *Ecole nationale belge* » relate de curieuses expériences faites à l'aide d'un instrument nouveau, l'**aesthésiomètre**, qui permet de mesurer la fatigue mentale :

Les chiffres donnés par l'aesthésiomètre ont suggéré aux instituteurs les quelques questions suivantes, dont les réponses offrent un grand intérêt pédagogique :

D. Peut-on songer à supprimer la récréation, par exemple, pendant les après-midi de la saison d'hiver ?

R. Si les écarts de l'aesthésiomètre augmentent dans la mesure que l'on sait pour des élèves déjà avancés d'un gymnasium, qui, vu leurs récréations longues et multiples, se trouvent dans les conditions les plus favorables, il va de soi qu'on ne saurait tolérer le séjour prolongé dans les classes — moins bien aérées par le fait même de la suppression des récréations — d'enfants qui, souvent, sont moins bien nourris, et ont moins bien dormi.

D. L'aesthésiométrie ne pourrait-elle déterminer le degré de fatigue qu'occasionnent les diverses branches du programme ?

R. Wagner a élaboré la liste suivante, des branches d'enseignement, classées d'après le degré de fatigue qu'elles provoquent, en adoptant le nombre 100 pour le plus difficile :

Mathématiques	100
Gymnastique	90
Histoire, géographie. . . .	85
Calcul	82
Langue française.	82
Sciences naturelles	80
Dessin	77
Religion.	77

D. L'aesthésiométrie ne saurait-elle nous dire ce qu'il faut attendre du jeu et des exercices gymnastiques comme moyens de délassement ?

R. Après les leçons de gymnastique, se terminant ordinairement par des jeux qui ont fourni matière aux observations de Wagner, il a été constaté que 8 élèves sur 90, soit 9 0/0 ne présentaient pas une ouverture d'aesthésiomètre supérieure à la précédente.

Si l'on compte comme repos une augmentation de 1 millimètre, on trouve 21 élèves, soit 25 0/0, pour qui la gymnastique est un délassement.

Si l'on va jusqu'à 2 millimètres, on arrive à 32 élèves, ou 35, 50/0.

Ce qui revient à dire, qu'après les leçons de gymnastique, alternées par des jeux, on constate, chez les deux tiers des élèves, une augmentation sensible de fatigue.

D. Ne saurait-on en déduire la valeur des leçons qui se donnent l'après-midi ?

R. Après une pause de trois heures, 2 élèves seulement sur 31 avaient le même chiffre que le matin; pour 5 autres, le chiffre de l'après-midi surpassait d'un millimètre l'ouverture du matin.

Que penser, donc, de la fatigue après une pause de deux heures seulement, suivie de plusieurs leçons et ensuite de devoirs, sinon de pensums, encourus à la suite de soi-disant inattention, manque de zèle, etc., dont, au fond, le surmenage lui-même était la cause ?

Au point de vue hygiénique, les cours de l'après-midi doivent être considérés comme nuisibles ; au point de vue pédagogique, ils doivent être condamnés comme sans valeur.

D. Pendant combien de temps se maintient l'influence d'un jour de congé et des vacances?

R. Kremsié prétend que l'influence des vacances se fait sentir pendant quatre semaines, et le délassement du dimanche jusqu'au mardi après-midi (1).

(1) Cité par JACQUES SEMEUR, du *Journal des Instituteurs.*

Les conclusions à tirer de cette étude sont celles-ci :

Les **fortes leçons** de l'école auront lieu aux séances du lundi (matin et soir), du mardi (matin), du vendredi (matin et soir), du samedi (matin).

L'enseignement proprement dit ne doit pas durer plus de quatre heures par jour pour les enfants de 10 à 12 ans, et plus de cinq heures pour ceux de 12 à 14 ans.

En défalquant des horaires le temps des récréations, jeux, chants, entretiens, lectures du maître, études, récitations, etc., on constate que nos écoles populaires ne s'éloignent guère des limites strictes du travail intellectuel compatible avec les données de l'aesthésiométrie.

*
* *

Nous avons voulu, en rapportant l'étude ci-dessus, discuter ce qu'on est convenu d'appeler le **surmenage**, ce grand dada des tièdes, et de ceux à qui l'enseignement populaire n'a pas l'heur de plaire. Et pourtant, notre avis est que **l'enfant ne se surmène pas, ne s'est jamais guère surmené**.

Il ne faut pas voir en lui « un homme en petit », ayant la ténacité dans l'effort, la force de volonté de l'adolescent ou de l'homme mûr. Peu, fort peu, parmi les élèves d'une école, ont « la passion de l'étude », et, sans nos méthodes attrayantes, démonstratives, vivantes, sans la parole du maître qui les anime sans cesse, sans des adjuvants multiples, nous n'aurions aucun entraînement dans nos classes ; à peine pourrait-on y rencontrer un ou deux élèves, 10 pour 100 environ, spontanément assidus, travailleurs.

Et puis, il y a tant de dérivatifs à l'assiduité scolaire : jeux, récréations, luttes, farces entre condisciples, hannetons et mouches qui volent dans la classe, la tabatière du maître, le tic-tac de l'horloge, les extravagances de l'imagination, etc., etc., etc. ! Voilà ce qui, à des intervalles trop rapprochés, hélas ! impose au cerveau des relais trop souvent funestes à son travail régulier, et nuisibles au développement harmonique des facultés de l'âme.

S'il y a des enfants surmenés, dit M. de Fleury (1), ce n'est pas assurément parmi les premiers de la classe. Ceux-ci marchent tout seuls, sans peine, ayant l'organisation requise, capables aussi de l'effort de travail voulu. Jamais un enfant, que ses parents disent surmené, n'est dans la tête de la classe. Le déclarer surmené, c'est le proclamer médiocre élève. C'est donc dans la moyenne et dans la queue de la classe qu'il faut chercher les soi-disant surmenés. Mais en quoi sont-ils surmenés ? Car enfin, il est visible qu'ils ne se contraignent pas. Ils sont simplement inférieurs à leur tâche, comme les premiers lui sont supérieurs, naturellement ou par constitution.

En supposant même que les enfants soient sus-

(1) Extrait du *Petit Temps*.

ceptibles de se surmener, il y a une question de saine raison qui indique au maître qu'il ne faut jamais mettre un élève **au-dessus de sa tâche**, ni faire appel chez lui, à des facultés non écloses, à une volonté qui ne s'est pas encore affirmée, au travail trop intense d'un cerveau lent à s'ouvrir. Si surmenage il y a, évitons-le en demandant que l'examen du certificat d'études ne puisse avoir lieu que quand les élèves ont atteint leur treizième année. Il résulterait de cette mesure que : 1° les enfants seraient soustraits à l'industrie ou aux autres travaux jusqu'à 13 ans ; 2° qu'ensuite, disparaîtrait un surmenage réel cette fois, par trop prématuré, à cause des dispenses d'âge accordées sous le régime actuel ; et, comme conséquence, meilleur développement progressif des fonctions cérébrales (1).

*
* *

Si, d'après les observations de Wagner, le travail intellectuel est plus productif après un repos prolongé, il s'ensuit que le temps de la journée le moins favorable à l'étude est celui qui avoisine midi, en deçà et au delà. Il y aurait avantage, selon nous, pendant les grandes chaleurs du dernier trimestre de l'année scolaire, de reporter dans la matinée les classes faites actuellement l'après-dîner, **de réduire la journée**

(1) Vœu de la délégation cantonale du canton de Flize (Ardennes), président M. le Dr Doizy, conseiller général.

d'étude ou de la couper d'une promenade, d'une récréation importante. De bonnes raisons justifient cette mesure. C'est en pleine digestion que l'enfant commence la classe de l'après-midi, son esprit le sollicite d'un côté, tandis que l'estomac le tiraille de l'autre. Nous remarquons, en effet, que c'est toujours avant deux heures de l'après-midi, que se manifestent chez nos élèves, les vomissements et autres troubles digestifs. Donc, pas de trop « gros morceaux » à l'horaire aussitôt la rentrée. Charger la classe du matin, alléger celle de l'après-déjeuner.

Il y aurait lieu enfin, pour dissiper toute crainte de surmenage, de ne diriger vers les études supérieures que les élèves réellement bien doués, et bien résistants au point de vue physique. Si la maxime d'Olivier de Serres : « Il faut que la terre se délecte en la mutation des semences », est rigoureusement vraie en agronomie, elle ne l'est pas moins sur le terrain de l'évolution intellectuelle et psychologique.

Un sujet, né de parents intellectuels, souvent ne réussit que médiocrement dans ses études. Renvoyons-le aux champs, qu'il y cultive la ferme de son arrière-grand-père, qu'il devienne une nature forte, au sang généreux, à la musculature puissante. Les enfants qui naîtront de lui n'auront rien des neurasthéniques qui forment un tant pour cent si élevé parmi les étudiants des grandes villes, ils seront susceptibles d'un travail cérébral puissant, et à même de produire, dans un corps sain, une âme vaillante et saine.

CONCLUSIONS

Organisation effective de l'inspection médicale scolaire.

Exiger que l'enfant se présente à l'école dans un état de propreté irréprochable.

Installer des lavabos à côté des salles de classe.

Organiser les vestiaires de façon à éviter, parmi les élèves, tout échange de bérets, casquettes, pèlerines, etc...

Soumettre tous les enfants à un examen médical d'entrée. N'admettre que ceux qui ont satisfait aux exigences des règlements sanitaires, qui justifient d'un état de santé constaté par un *conseil de revision scolaire*, fonctionnant à l'instar des conseils de revision militaires.

Créer des salles spéciales pour les infirmes, délicats, anormaux, etc., et d'autres pour les tuberculeux ; créer aussi, à la campagne, des *écoles dites de santé*, où les enfants soient soumis au régime qui convient particulièrement à leur état.

Eviter que maîtres et élèves crachent pendant leur séjour à l'école.

Veiller à l'hygiène alimentaire de l'enfant. Développer l'œuvre des cantines scolaires. Donner l'hospitalité la plus large aux *déjeuneurs* et aux *chambriers*.

Donner aux enfants de la cantine, du lait bouilli ; et prendre toutes les précautions contre la propagation de la tuberculose par la chair ou le lait des animaux. Se servir de l'eau comme boisson ordinaire.

Bannir les boissons alcooliques du régime alimentaire des cantines. S'affilier à une *société antialcoolique* (1).

(1) *Société antialcoolique des Instituteurs et Institutrices publics de France*, fondée le 16 mars 1902. Modèle de statuts pour la création de sections départementales.

Section départementale de...

Ne pas trop gronder l'enfant qui sommeille pendant les heures de classe.

Ne jamais priver les élèves des récréations prévues et imposées par les règlements.

Ne pas perdre de vue que le grand air, le soleil sont les grands remèdes contre la tuberculose ; les faire entrer à flots dans les logements et salles de classe.

Le soleil est un mangeur de microbes. Le laisser pénétrer au plus profond des classes ; ne pas lui opposer des rideaux épais, de lourds contrevents.

Se rapprocher, pour les écoles, de l'hygiène des sanatoria.

ARTICLE PREMIER. — Il est formé dans le département de... une section autonome de la Société antialcoolique des Instituteurs et des Institutrices publics de France.

Elle a pour but :

1° D'aider l'instituteur, l'institutrice à combattre l'alcoolisme avec l'enfant et par l'enfant, à former une génération d'hommes et de femmes sobres ;

2° De rechercher les matériaux et les méthodes permettant de rendre toujours meilleur l'enseignement antialcoolique ;

3° De veiller à ce que cet enseignement ait à l'école et dans les examens la place que M. le ministre de l'Instruction publique a voulu lui donner.

ART. 2. — Elle préconise l'abstinence des spiritueux, et la modération dans l'usage des boissons fermentées.

ART. 3. — Tout instituteur ou institutrice laïque pourra être admis dans la société sur simple demande ; aucune cotisation n'est exigée.

ART. 4. — Chaque société usera de son influence pour obtenir, en faveur de la section, des dons, des subventions, pour recruter des membres bienfaiteurs. Ces derniers fixeront eux-mêmes le montant de leur cotisation annuelle.

ART. 5. — Les membres de la section se réunissent au moins une fois l'an, sous la présidence, si possible, de M. l'Inspecteur d'académie, assisté de MM. les Inspecteurs primaires, en assemblée générale qui pourra comprendre trois parties : 1° exposé de la situation de la société et, s'il y a lieu, vote de vœux ;

Que l'air qui arrive dans les locaux soit pur de toute souillure et de toutes poussières dangereuses.

Ne pas balayer sans avoir humecté le sol et les poussières dont il est couvert, par un léger arrosage.

Que le linge mouillé, l'éponge remplacent le balai ou le plumeau.

Eloigner des alentours de l'école tous les germes suspects qui peuvent s'y déposer, y séjourner.

Créer des jardins et des parcs autour de l'école, et des jardinets scolaires, cultivés et ensemencés par les élèves.

User des classes en plein air.

Que la leçon de choses se fasse aux champs.

Substituer au vieux mobilier uniforme pour tous les enfants d'une même classe, quels que soient leur taille, leur sexe, un système qui permette à l'enfant de travailler debout ou assis, sur des tables de même hauteur, mais dont les bancs s'exhausseraient à volonté, suivant la taille de l'enfant.

Que l'élève, à sa table de travail, reçoive un éclairage bilatéral.

Que le médecin inspecteur examine sa vue, et le place à l'endroit le plus favorable pour qu'il puisse suivre les exercices scolaires.

Que chaque école soit dotée des tableaux-échelles de Snellen pour mesurer la myopie, et l'intensité de la vue.

2° nominations du bureau pour une année : 3° conférence sur une question relative à la lutte contre l'alcoolisme par l'école.

ART. 6. — La section adhère à la Ligue nationale contre l'alcoolisme, qu'elle renseignera sur sa propagande, et qui favorisera par tous les moyens son développement, notamment par l'envoi gratuit de son journal l'*Etoile Bleue* au président ou au secrétaire de la section.

ART. 7. — La section admet l'adhésion des membres de l'Enseignement primaire domiciliés dans un autre département de la même académie, si une section départementale n'existe pas encore dans ce département.

Veiller à ce que les poumons ne soient pas comprimés, la colonne vertébrale incurvée, du fait d'une mauvaise position du corps pendant l'exercice d'écriture.

Faire une large place aux jeux et aux exercices physiques hors de la salle de classe; mais une fois là rentrée faite, que ces mêmes jeux et exercices fassent vite place à l'effort volontaire, sans lequel il n'est pas de progrès possible.

Faire de courtes leçons, alternant avec des récréations suffisantes pour effacer la tension de l'esprit pendant les leçons.

Donner un jour *complet* de repos par semaine aux élèves d'une école, quel que soit leur âge.

Après chaque trimestre, interruption de tout travail cérébral de façon à faire disparaître toute trace de fatigue intellectuelle et physique.

Maintenir les *deux mois de vacances* en *août et septembre*. Faire du mois de juillet une période d'excursions, promenades, caravanes, classes aux bois, aux champs, etc., en un mot, de *vacances éducatives* ou *utilitaires*.

Examen du certificat d'études dans le cours de la 13e année. Pas de dispenses d'âge.

Que les vacances et congés dans les écoles maternelles aient la même durée que dans les écoles primaires élémentaires.

Favoriser les cures d'air, de lumière, la vie aux champs, par l'œuvre des *colonies scolaires*, des *colonies agricoles*, des *classes de vacances*.

Que celles-ci trouvent de larges subsides auprès de la *Mutualité scolaire*, de la *Caisse des écoles*, de la *Gratuité scolaire* et de tous les amis de l'enseignement populaire.

Dresser l'emploi du temps de façon que, pendant la période des chaleurs, les plus importants des enseignements soient donnés à la classe du matin.

Que la *Gratuité scolaire*, largement dotée, munisse tous les élèves de livres neufs qui, à la fin des études, restent la propriété de l'écolier. Ecarter ainsi tous les dangers de contagion par l'emploi de livres contaminés ou au moins suspects, ayant servi à des enfants plus au moins sains.

Créer des *Cours de puériculture.* Combien de mères qui ne savent pas le premier mot de leurs devoirs! Dans nombre d'écoles aussi, il y a quantité de petites filles orphelines, ou aînées de familles nombreuses, auxquelles incombent, avant l'heure, toutes les charges de la maternité.

Instituer des sanatoria-écoles où seront reçus tous les enfants suspects de tuberculose ou reconnus tuberculeux.

Examiner sérieusement chacun des élèves, chercher à diagnostiquer la tuberculose ganglio-pulmonaire et lui appliquer une médication énergique.

Changer les enfants de milieu; envoyer à la campagne ceux des villes chez lesquels se révèlent les premiers symptômes de la tuberculose.

Créer le *sanatorium-école*, où les enfants déjà atteints seraient soumis à une surveillance étroite au point de vue aération, alimentation, travail, etc...

Que les Caisses des écoles des divers arrondissements de Paris achètent des maisons de campagne pour nos enfants en vacances.

Favoriser tous les sports.

Tenir les jouets des écoles maternelles dans un grand état de propreté. Détruire ceux qui ont une origine suspecte.

Que les instituteurs et institutrices, partout où la chose est nécessaire et possible, ne craignent pas d'intervenir non seulement auprès des municipalités, mais encore auprès des personnes dont le concours nous est acquis, et qui reconnaîtront vite tout le bien que peuvent faire les *cantines scolaires*.

Vêtir les fillettes en s'inspirant bien plus d'une hygiène rationnelle que de la raison de coquetterie. Que leurs vêtements amples et chauds soient ajustés et maintenus de façon à avoir leurs points d'appui sur les épaules, de préférence au tour de taille : usage de bretelles et de jarretelles.

Que le corset, s'il est conservé, n'apporte aucune entrave au développement du corps, à la circulation du sang, etc.

Que le linge soit tissé à mailles lâches pour permettre d'éponger la sueur, de changer l'atmosphère du corps : linge de chanvre, usager, grossier et souple.

Souliers conçus conformément à la forme du pied. Ne pas obliger celui-ci à entrer dans une enveloppe élégante peut-être, mais qui n'est pas faite pour lui.

Instituer une *fiche individuelle médicale* de chaque élève, où sont relatés, de trimestre en trimestre, savoir : poids, taille, largeur thoracique, auscultation, déviation vertébrale, oreilles, yeux, gorge, dents, etc...

Constituer un *dossier médical* sur chaque élève, renseignant le maître sur les qualités de l'enfant, son tempérament, ses défauts constitutionnels, ses habitudes ancestrales.

Que la *pédagogie* et la *médecine* se prêtent un mutuel secours : les observations psychologiques du maître se joignant aux observations physiologiques et médicales du docteur.

Que cette collaboration étroite fasse avancer la question des anormaux.

Créer l'emploi de médecin scolaire. Celui-ci, collaborateur de l'instituteur, donnerait un enseignement incessant de l'hygiène, tantôt par des leçons collectives, tantôt par des conseils individuels. Il signalerait aux intéressés les causes morbides qui troublent les facultés physiques et intellectuelles de l'enfant, et ont une répercussion fâcheuse sur sa conduite, ses allures, son travail.

L'ouvrage purement scolaire, *L'Hygiène dans les examens primaires* contient les devoirs d'élèves se rapportant à ce chapitre.

CHAPITRE III

HYGIÈNE DU MAITRE

Hygiène corporelle. — Risques professionnels. — Travail cérébral. — La fatigue de la parole. — La classe. — L'œuvre post-scolaire. — Surmenage intellectuel. — Vacances égales pour tous. — Les vacances. — Excursions. — Propreté corporelle : frictions, lavages, bains. — Alimentation : albuminoïdes, principes azotés ; repas substantiels, espacés, pris lentement, dans une grande quiétude ; troubles dyspeptiques. — Le sommeil nécessaire à l'instituteur et à l'institutrice. — Epuisement prématuré. — Hygiène du logement. — Lois et règlements méconnus. — Le vêtement. — L'instituteur et l'institutrice parlent trop. — Cure de silence. — Les poussières de la classe. — Eponge et torchon. — Méthode de travail du maître. — Mariage des instituteurs et des institutrices. — Maris d'institutrices. — La profession manque encore de sécurité morale. — Sociétés de solidarité et groupements corporatifs. — Les maladies professionnelles. — **Conclusions et vœux.**

Nous abordons, dans ce chapitre, l'étude d'une question qui, dans le sujet qui nous occupe, est importante au plus haut point : celle de l'hygiène du maître.

L'enfant ne passe généralement dans les locaux scolaires que 6 à 7 ans, à 1.200 heures par an, et son instinct ne résiste pas au besoin de rétablir, durant les récréations, l'équilibre entre les organes. Le maître sacrifie dans l'école toute son existence, victime des maladies professionnelles, et trop souvent de la tuberculose, qui le guette plus particulièrement.

Nous ne surprendrons personne en affirmant qu'il n'est guère de profession plus malsaine que celle d'instituteur. C'est, au point de vue physiologique et moral, un régime absorbant qui use vite les constitutions les plus robustes.

Les jeunes gens qui apportent dans leur travail le zèle le plus louable, les moins jeunes qui ont à conserver une renommée de vaillance dont ils sont justement fiers, ou la bonne réputation de l'établissement qu'ils dirigent, ne se doutent pas assez que leurs forces diminuent bien vite, s'ils n'ont pas soin de mesurer leur tâche, de régler leur travail quotidien d'après un grand **esprit de méthode**, s'ils n'ont pas soin surtout d'observer les meilleures règles de l'hygiène.

Des conseils sur l'hygiène sont utiles à tout le monde; ils sont indispensables à l'instituteur et à l'institutrice. Ceci peut sembler paradoxal au premier abord. On nous objectera sans doute que le maître, intelligent, instruit de par ses fonctions, sait mettre tout en œuvre pour ne pas apporter dans sa classe des germes de contagion, pour donner le premier à ses élèves, par sa tenue, son attitude, l'exemple de l'**hygiène corporelle** la plus soignée... Soit, nous en convenons volontiers. Mais l'hygiène ne considère pas seulement les soins de propreté corporelle. Elle s'occupe aussi de la **somme de travail** fournie, de la **résistance** que présente l'organisme de l'individu, de l'**état de parfait équilibre** des différents organes, et surtout des maladies résultant de l'**exercice de la profession**, maladies toujours si funestes. C'est du reste en cela que l'hygiène est une science sociale.

Les forgerons, les tisserands, les plombiers, etc., ont leurs maladies professionnelles; les médecins ont les risques de contagion, associés parfois au surmenage; pourquoi les professeurs, les instituteurs, eux aussi, n'auraient-ils pas les leurs, nettement cataloguées ?

Elles sont, sans nul doute, plus accentuées encore pour les maîtres primaires ; car si le professeur reste au contact des fils de la bourgeoisie un nombre d'heures strictement limité, l'instituteur, l'institutrice passent leur vie tout entière auprès des enfants du peuple.

*
* *

Beaucoup de personnes — et des moins ignorantes — étrangères à l'Université, additionnent avec complaisance les jours de congé des instituteurs, et se disent avec un petit sourire entendu, que c'est dans l'enseignement primaire que l'on jouit de plus de repos. Il y a les jeudis, les dimanches, les mois de vacances, etc., etc. Il est facile de convaincre par de bons arguments (1), les personnes de bonne foi qui tiennent ces propos.

L'effort cérébral.—L'instituteur, obligatoirement, donne six heures de classe par jour ; ce travail suppose une tension d'esprit qui n'est pas nécessaire dans d'autres fonctions. Il faut qu'il ait, tout le temps, l'at-

(1) Nous les résumons, en les complétant, d'après la *France enseignante*, citée par E. Gillet.

tention retenue par ce qui se passe dans sa classe. Des élèves espiègles s'empressent de saisir la moindre distraction de sa part, pour faire des farces ou jouer un mauvais tour aux camarades.

La fatigue de la parole. — L'instituteur est obligé de parler, de parler beaucoup ; et il n'y a rien de plus fatigant que cet exercice, parce qu'il se répète durant toute la classe du matin et celle du soir. Il faut parler constamment, quelquefois fort, — trop souvent, hélas ! quand on cède à l'entraînement, et les inconvénients de cette activité, de cet enseignement oral trop intense se traduisent bien souvent — nous le disons plus loin — par des extinctions de voix et des laryngites.

La préparation de la classe. — Cette préparation est plus absorbante qu'on ne le croit communément. Il n'y a qu'une manière de bien préparer sa classe, tous les maîtres le savent : y penser toujours. Si l'instituteur oublie ce précepte, il est dans le cas du meunier qui veut faire de la farine sans blé, qui moud sans produire. L'instituteur ne peut moudre ainsi, ne peut enseigner à vide, comme le dit excellemment M. Férié. Il est nécessaire qu'il renouvelle sa provision d'idées, et cela demande un travail personnel pris sur les heures de loisir. Il lui faut faire des recherches, et donner, au jour le jour, la tâche de ses élèves. Il doit songer à corriger cette tâche, souvent bien mal remplie. Que de temps consacré à l'inspection des cahiers-journaux, à l'annotation des devoirs !

Il y a aussi les **études surveillées**, dont il ne peut

raisonnablement se dispenser. — Si le maître est de plus en plus laborieux, âpre au travail, combien l'élève en prend de plus en plus à son aise! Son application, sa capacité intellectuelle n'ont pas changé, et la culture générale dont il est l'objet, la somme des connaissances exigées par les programmes, vont s'augmentant sans cesse. Qui peut tenir l'enfant en haleine? qui va l'amener à un travail personnel, au développement harmonique de ses facultés? l'étude du soir, de 4 à 6 heures, que l'instituteur préside, surveille, dirige, contrôle et censure.

Faut-il ajouter, comme corollaire à ces préparations lointaines et immédiates, à ces corrections, etc., le travail résultant de la tenue du cahier de compositions, du cahier mensuel, de la répartition des matières du programme, du relevé des notes hebdomadaires, de la tenue des différents registres qui lui sont confiés, du journal de classe, des carnets de correspondance, des catalogues de bibliothèques populaires, classiques, pédagogiques, cantonales, fixes ou circulantes, de l'étude des circulaires, du *Bulletin de l'Instruction primaire,* des réponses à faire aux notes de service, des paperasseries de toute sorte : rapports, statistiques, lettres urgentes et confidentielles à adresser, par la voie hiérarchique, à MM. les Inspecteurs, Préfets, Délégués, Maires, Adjoints, etc., etc., le tout au jour et à l'heure fixés par un tableau spécial dit des « envois périodiques », heureusement fait pour rappeler au maître tous ses devoirs?

Il doit aussi, plusieurs fois par mois, s'il a le privilège des cheveux blancs, mettre son expérience au service de jeunes collègues, et consacrer une partie de ses nuits à corriger, annoter, recharger une page de pédagogie que lui envoie un candidat aux brevets, aux certificats d'aptitude professionnelle, etc...

Que dire encore des **concours** que préparent ses propres élèves? Pâques qui ramène les hirondelles ramène aussi le souci des examens. Comme l'opinion, bien plus que les chefs hiérarchiques, heureusement, juge l'école d'après les résultats obtenus au certificat d'études et au brevet, le pauvre maître est obligé de s'imposer un surcroît de besogne pour enlever le plus grand nombre de diplômes; et alors il subit un surmenage intellectuel, anémiant par les grandes chaleurs de l'été.

On objectera : mais ces répétitions, leçons supplémentaires sont antipédagogiques. Si les cours ont été régulièrement faits, les succès aux examens se cueillent comme les fruits mûrs à la saison fixée par la nature. Erreur profonde! Il y a une mise au point de candidats, un entraînement à faire naître chez eux qui ne peuvent s'obtenir que par un effort spécial, et souvent des plus rudes pour le maître.

Qu'on n'oublie pas, non plus, que nos enfants de la démocratie nous arrivent tels quels, après, bien souvent, qu'une sélection a été faite par l'enseignement secondaire, qu'alors leurs aptitudes intellectuelles sont fort mesurées. Sur 20 élèves suivant un même cours,

2 à 5 ont une bonne intelligence, 4 à 6, une intelligence ordinaire ; tous les autres sont, au point de vue des facultés, inférieurs à la moyenne. Il faut pourtant les amener à un niveau sensiblement égal à ceux qui tiennent la tête de la division. Comment, si ce n'est par des exercices en nombre double, triple, quadruple, par des redites, des répétitions, des leçons supplémentaires enfin ?

L'**œuvre post-scolaire** va le saisir, elle aussi, à son tour. Dès que l'intelligence de l'élève de l'école populaire s'ouvre davantage, l'atelier, l'usine, le chantier le réclament. La vie le prend avec ses besoins, et, hélas ! aussi, avec ses appétits, ses plaisirs grossiers et malsains. L'Etat a compris qu'il ne pouvait abandonner ainsi l'adolescent ; qu'il devait le guider jusqu'au régiment, le placer dans un milieu de moralisation, d'**éducation sociale**. C'est pour atteindre ce but qu'il a créé l'œuvre post-scolaire.

C'est l'hiver. Tandis que tous les fonctionnaires, après le travail de la journée, jouissent d'un paisible repos, au sein de leur famille, l'instituteur allume sa lampe, et, dans cette même salle où il a peiné durant les longues heures du jour, il se consacre aux adultes. Il est instituteur, répétiteur, maître de chant, conférencier, etc., toutes fonctions délicates, pénibles, où les difficultés surgissent, parfois nombreuses et vexatoires.

Il pourvoit enfin au bon fonctionnement de la **Mutualité scolaire** dans son établissement, dans son canton.

Pour toutes ces fonctions, pour toutes ces œuvres, il se multiplie, il travaille sans trêve, se lève au chant du coq, et reste debout, occupé, longtemps après que tout dort dans le village, dans la cité où il exerce.

Nous posons en fait que si un instituteur — prenons-le parmi les moins dévoués, les moins actifs — allait dans un service quelconque, relevant d'une administration publique, et y continuait son petit train de vie, il serait considéré, dans ses nouvelles fonctions, comme un très zélé fonctionnaire.

Il y a donc mauvaise foi à jalouser l'instituteur et ses congés, comme il y a mauvaise grâce à lui refuser le salaire qui le fait vivre.

Ce que nous disons de l'instituteur, nous le disons de l'institutrice, de la directrice d'école maternelle; aussi réclamons-nous, pour toutes les écoles primaires, l'égalité de traitement, en ce qui concerne la durée des vacances. Ni l'intérêt des familles, ni le souci du recrutement, n'exigent à des titres particuliers, que les écoles maternelles restent ouvertes lorsque les écoles primaires sont fermées.

D'ailleurs, l'exercice du droit au repos et au grand air est une nécessité reconnue aussi bien pour les maîtresses que pour les élèves.

Que ces vacances surtout se passent, pour tous, maîtres et maîtresses primaires, loin de l'école où l'on exerce. Que les intéressés aillent à la montagne, au bois, à la mer, au pays natal, voire même en Algérie et à l'étranger : qu'ils s'entendent, se groupent pour organiser des **excursions géographiques**. Cela coûte peu. Il en résulte le plus grand bien pour le corps, l'esprit, le caractère, à cause précisément de l'entrain, de la bonne humeur de tous ceux qui font partie de ces caravanes des maîtres.

*
* *

Nous l'avons dit, nous glissons rapidement sur la propreté corporelle. Chez le maître, la maîtresse, plus que chez aucun autre, exposés qu'ils sont au contact de nombreuses poussières, la **perméabilisation des glandes sudoripares** doit être effectuée, à plusieurs reprises dans la journée, par des frictions, des lavages fréquents de la peau et des téguments, au savon blanc, à la brosse, etc.

Son alimentation surtout doit être l'objet de soins particuliers. Elle sera choisie parmi les susbstances les plus nutritives et les plus toniques. La quantité d'**urée** éliminée — qui traduit les albuminoïdes ingérés — de même que la quantité de **phosphates** rejetés par les urines, *toujours au-dessus de la moyenne*, indique que la dépense en énergie des maîtres est surtout caractérisée par un travail nerveux, c'est-à-dire par l'usure des cellules cérébrales et médullaires.

Or, la physiologie, d'accord en cela avec la pratique, nous montre que si, à l'ouvrier qui travaille avec ses muscles, il faut une quantité assez considérable d'hydrocarbones, c'est-à-dire de sucre, il faut, en revanche, aux travailleurs de la pensée des **albuminoïdes** et des **matériaux azotés** qu'ils trouveront surtout dans: viande, œufs, lait, fromage, lentilles, pois, etc. — Et cela est utile à connaître, à observer surtout dans une profession ingrate comme celle de l'instituteur, où la dépense de l'influx nerveux est telle que si l'équilibre n'est pas rétabli justement, de graves troubles cérébraux peuvent en résulter.

L'instituteur fera 3 repas par jour. Le premier à 7 heures 1/2 du matin, le second à 11 heures 1/2 et le troisième vers 6 heures 1/2 du soir, de façon à intercaler régulièrement 4 heures entre le 1er et le 2e repas, et 7 heures entre le 2e et le 3e.

Le petit déjeuner du matin devra se composer, soit d'un café au lait, agrémenté de pain grillé (azote) et de fromage (caséine), soit d'une tasse de thé léger et de deux œufs à la coque. Ce n'est pas trop de cette alimentation, assez légère du reste, pour résister, pendant trois heures de classe, à la fatigue nerveuse.

Le repas de midi, sans être trop abondant, sera évidemment plus substantiel que celui du matin. Il se composera exclusivement, et réduit à sa plus simple expression, d'un plat de viande, tel que beafsteack, côtelette de mouton ou de veau, rosbeaf, etc., et d'un plat de légume. Malgré l'habitude, nous n'accordons pas la préférence aux pommes de terre, qui malgré leur préparation, sont peu alimentaires. Les pois, les haricots, les lentilles, les différentes variétés de fromages (parmesan, camenbert, brie, etc.) devront arrêter et retenir son choix. — Le café, la boisson stomachique et intellectuelle par excellence, sera recommandé, une fois par jour au moins. Boissons : vin et eau, bière, cidre. Peu ou point d'alcool, peu ou point de tabac qui amèneraient inévitablement. et à bref délai, des **troubles dyspepsiques** nombreux, et des maladies de la mémoire.

Le repas du soir sera compris de la même façon que le repas de midi. Un potage pourra y être adjoint. Ces deux repas devront être pris, non d'une façon hâtive, l'esprit préoccupé par une question professionnelle quelconque : leçons à préparer, mauvais élève à punir, parents grincheux à entendre, maire, contribuable, administrés, etc., etc., venus pour le service de la mairie et qu'il faut recevoir, mais lentement, en causant longuement, aimablement avec ses commensaux ordinaires, — femme, enfants pour les maîtres mariés, collègues et autres pour les célibataires — de sujets divers, autres que ceux se rapportant au métier.

Le maître ne pourra retirer des bénéfices très appréciables que s'il se conforme sagement à ce *modus vivendi*. Et sa **force de résistance** sera totale si un repos, pleinement réparateur, vient terminer sa journée de dur labeur.

La question du **sommeil** chez l'homme, et en particulier chez l'instituteur, est plus importante qu'on ne le pense. Un adulte qui dépense, d'une façon ou d'une autre, ses forces musculaires ou nerveuses, a besoin de repos, mais, quoique cela puisse paraître étrange, nous n'hésitons pas à soutenir que celui qui fatigue son système nerveux a besoin de plus d'heures de repos que celui qui travaille avec ses muscles.

Le travail cérébral, en effet, amène pour l'organisme un épuisement considérable, en raison de l'activité toujours constante de la cellule nerveuse, activité mise en jeu par les phénomènes si complexes de l'attention, de l'association des idées, de la généralisation, etc., etc.

L'activité cérébrale — et qui, plus que l'instituteur déploie cette activité au maximum ? — se traduit par une élimination abondante d'urée : 24,26 grammes par litre au lieu de 20 grammes, chiffre normal — et de phosphore : 3 grammes à 3 gr. 25 d'anhydride phosphorique par litre, au lieu de 2 gr. 25.

Le repos, et ici le repos absolu, c'est-à-dire le sommeil, sera seul capable de rendre à la cellule cérébrale la réparation dont elle a besoin. Pendant le sommeil, en effet, la déperdition de l'organisme en matériaux azotés et phosphorés est à son minimum.

L'instituteur, chez qui les phénomènes de coordination psychique sont constamment développés, aura donc besoin d'un sommeil très réparateur ; et, nous posons en principe que 8 à 9 heures de repos au lit n'ont rien d'exagéré pour une simple journée de 6 à 7 heures de tension intellectuelle. Et cependant, qu'est celle du maître, qui après ses 7 à 8 heures de classe réglementaire, a, en outre, la préparation des leçons et la correction des devoirs ?

Pratiquement, tout ce que nous venons d'exposer

touchant l'alimentation et le repos du maître est-il réalisable ? Difficilement, si l'on en juge par les nombreux cas d'épuisement profond, d'anémie, que présentent les instituteurs et les institutrices.

A l'examen, presque toujours, on note un visage pâle ou jauni, des yeux cernés, des vides précoces. Les palpitations de cœur sont fréquentes, les vertiges, les éblouissements, les tremblements nerveux que provoque le surmenage, abondent dans la généralité des observations. Si l'on ajoute à cela un état de dyspepsie qui peut se traduire par différents embarras gastriques, digestion lente, atonie intestinale, et, par influence connexe, des maux de reins, de tête, des vertiges, des bourdonnements d'oreilles, des affections du cœur, (ralentissement ou accélération des mouvements) prédisposition à l'ictère, etc., etc., l'on comprendra facilement que le maître, dans la majorité des cas, présente un terrain tout préparé au développement de tous les germes morbides en général, au bacille de la tuberculose en particulier.

Pour obtenir un soulagement immédiat aux douleurs qu'il ressent, et une plus grande régularité dans les fonctions de chaque jour, il use parfois de drastiques, de thés dits purgatifs, de pilules, poudre, cachets et autres drogues que lui prône la quatrième page des journaux. Il apporte un remède passager à son état, mais il ne guérit pas le mal. Celui-ci ne peut l'être que par le régime alimentaire que nous recommandons plus haut, des promenades, des bains d'air après chaque repas, aucun excès dans le travail journalier, une quiétude aussi grande que possible, un sommeil largement réparateur, enfin certaines prescriptions d'hygiène matérielle et professionnelle dont nous parlons plus loin.

*
* *

Il y a lieu de se réjouir quand l'Administration, comprenant tous les devoirs de sa charge, s'occupe non pas d'élever des palais scolaires, mais de doter chaque commune de logements vastes, sains, aux larges fenêtres, aux travures hautes, servant aussi bien à l'usage personnel de l'instituteur et de sa famille, qu'à la tenue des classes.

Qu'il aère son logement, sa salle d'école. Il doit préférer un air froid, frais au moins, mais relativement pur, à une chaleur agréable, mais nauséabonde.

Un bébé, en principe, doit toujours sentir bon. Dans la réalité, il n'en est pas ainsi. L'atmosphère de l'école a une odeur *sui generis* quand, l'hiver, l'été, par tous les temps, nous oublions d'aérer.

Les **municipalités** devraient comprendre toute la responsabilité qui leur incombe quand elles affectent, au logement de leur instituteur ou de leur institutrice, des locaux malsains. Cette **responsabilité**, d'ailleurs, — qu'elles ne le perdent pas de vue. — peut être établie par **voie judiciaire**.

Un instituteur de bonne constitution arrive dans une localité. Il habite le logement suspect. Au bout de quelque temps, apparaissent chez lui des symptômes de bronchite, il meurt de tuberculose. Sa veuve, ses héritiers intentent à la commune une action judiciaire en vue d'une indemnité ou d'une pension ; celle-ci sera certainement condamnée, en application de la loi du 9 juin 1853 qui « donne droit à pension aux veuves de ceux qui meurent d'accidents graves résultant notoirement de l'exercice de leurs fonctions ». Or, il y a lieu, selon nous, d'assimiler « à l'accident grave » la maladie provenant de faits précis et déterminés qui se produisent en dehors des conditions normales du service ; savoir : l'obligation imposée à l'instituteur de résider jour et nuit dans un local dont l'insalubrité est reconnue soit par le médecin, soit par les inspecteurs, ses supérieurs hiérarchiques. Les causes qui ont déterminé sa mort ont alors le caractère d'un accident de service dans le sens de la loi du 9 juin 1853.

Peut-être les pouvoirs publics n'ont-ils pas fait, au sujet du logement des maîtres, tout ce qu'il était possible de faire, comme ampleur, surface des locaux annexes de l'école.

En examinant attentivement les lois, décrets et circulaires relatifs **au logement des instituteurs**, dit M. Viala (1), on est frappé par l'abondance des textes qui règlent d'une façon minutieuse les droits des maîtres et des maîtresses, et les devoirs qui incombent aux autorités communales ou départementales.

(1) *Bulletin de l'Amicale du Tarn.*

La superficie des appartements, la place des privés, la salubrité des eaux, etc., tout a été prévu et définitivement arrêté. Si bien que, lorsqu'on sort de la lecture de ce fouillis de lois et règlements, on est absolument enthousiasmé, que dis-je? émerveillé, et l'on a le cœur débordant de reconnaissance pour nos administrateurs. Mais cette admiration ne tarde pas à baisser quand on voit la réalité. La salle de classe est vaste, aérée, éclairée, et l'on reste confondu... de l'exiguïté de la cuisine et de la chambre à coucher du maître. C'est à croire que le sol coûte un prix fabuleux, et que les municipalités ont reculé devant la dépense qu'occasionne l'achat de quelques mètres carrés de terrain.

Qu'un maître, nouvellement appelé à un poste, n'accepte donc un logement que sous bénéfice d'inventaire, et qu'après avoir pris dans certains cas l'avis du médecin (1).

*
* *

Dans sa classe, l'instituteur sera vêtu correctement, mais simplement. Vêtements de drap couleur foncée l'hiver, de toile blanche ou tennis l'été; usage de la flanelle qui soustrait aux variations de température.

---

(1) Désinfection obligatoire des bâtiments départementaux et communaux, au départ de chaque occupant, et avant l'entrée de son successeur. *Vœu du Dr Doizy au Conseil général des Ardennes*, adopté et mis à exécution. 7 mai 1906.

Chaussures sur mesure, larges, ne comprimant ni ne refoulant les orteils, coiffures feutre ou paille.

Il évitera les courants d'air et ce qui peut lui occasionner un rhume de cerveau, une pneumonie, une irritation des bronches et du larynx.

L'hygiène de ces organes nous amène à traiter la question de la **parole**, le grand labeur de celui qui enseigne.

En général, les instituteurs parlent trop dans leurs classes. Ils font sur ce terrain, journellement, un **gaspi lage de force insensé**.

D'abord, il y a plusieurs tonalités dans la voix de celui qui reste une demi-journée au milieu de ses élèves. Il y a les rappels à l'ordre, les causeries dans un groupe, les leçons communes, les lectures d'ensemble pour chacune desquelles le maître se sert d'une intonation différente. Il ne prononcera pas : « Travaillez, mes amis ! » ; « taisez-vous Pierre ! » de la même allure ni avec la même intensité de larynx que lorsqu'il commentera, à toute sa classe, un précepte de morale. Le principe à observer est de **causer le moins haut possible**. Les élèves s'habituent à cette tonalité, et n'élèvent pas la voix outre mesure. Une remarque générale, fort suggestive : c'est dans les classes où exerce un maître atteint de laryngite et presque aphone, que l'on observe le plus grand silence.

Que le maître n'élève donc la voix au-dessus du diapason moyen que dans les circonstances exceptionnelles, pour souligner les passages saillants d'une recommandation importante, d'un principe d'arithmétique, d'une règle de grammaire, etc., qu'il veut faire pénétrer plus sûrement, dont il demande la répétition générale dans un exercice simultané.

Enfin, **les maîtres parlent trop.** Nous sommes convaincu que s'ils s'observaient, ils élagueraient de leur verbiage professionnel — qu'on nous pardonne cette expression — la moitié des mots qui le composent.

Cette débauche de paroles inutiles, d'idées confuses est due pour beaucoup aux manuels trop complets; dépassant de beaucoup le niveau rationnel des programmes et leur juste interprétation.

Si, alors qu'il est au repos, dans le calme de la nuit, un graphophone « refaisait » à l'instituteur les six heures de classe de la journée, le brave maître resterait confondu à la pensée d'un tel travail superflu, pénible, soit du larynx, soit des poumons, soit du cerveau, et regretterait bien vite de n'avoir pas suivi de plus près une méthode qui lui aurait évité un pareil déluge de mots, une si grande somme d'énergie perdue.

En parlant moins, le maître a **une diction plus nette, un verbe plus entraînant.** Il est plus écouté ; partant, mieux compris.

Et puis, que d'interrogations, que de questions à tort et à travers ! Une d'elles étant posée, le maître, impatient, trop souvent n'attend pas la réponse. Il pose deux sous-questions qui font que l'attention, sollicitée d'abord, dévie immédiatement. Si l'esprit du maître perd sa voie, celui de l'enfant perd beaucoup de son application. Il faut peiner de nouveau, beaucoup dire pour revenir à la question mère, et reprendre le fil de la leçon.

On perd trop de vue aussi que, dans « le primaire », les leçons ne doivent jamais être faites « ex professo »; l'enseignement consiste surtout en entretiens, causeries entre maître et élèves. Que l'on fasse parler ceux-ci. Ne parler soi-même que pour dire quelque chose. Ce qu'il importe à l'école, ce n'est pas ce que l'on fait, mais bien ce que l'on arrive à faire faire. **Que le maître se modère**, qu'il pense à sa famille ; qu'il mesure, pour les siens, les conséquences désastreuses d'une carrière brisée avant l'âge : Qui veut chevaucher loin, ménage sa monture...

*
* *

L'exercice exagéré de la parole met en jeu à la fois les poumons, les muscles inspirateurs et expirateurs, le larynx, et les muscles de la glotte, surmène le cerveau. Il y a lieu de donner à ces divers organes un repos que produira une période de calme, de digestion lente, passée loin du monde, dans la quiétude parfaite « du bœuf à l'étable ». C'est ce séjour qu'on a désigné sous le nom de **cure de silence** ou de « vacances (1) à la trappe » et encore de « repos de nonne ».

(1) Nous nous faisons un devoir de faire connaître l'*Œuvre mutuelle des Maisons familiales de repos* pour le personnel enseignant féminin, œuvre très intéressante, appelée à rendre de précieux services et qui est à encourager.

Cette œuvre est salutaire à nos instituteurs et à nos institutrices en général, à ceux, à celles des villes en particulier. Quand sonne l'heure des vacances, que les

---

L'idée qui a donné naissance à cette fondation fut ainsi exposée par M. le Dr Roux, dans la réunion du 28 avril 1907.

« C'est à ces surmenées de l'enseignement qu'ont pensé celles qui, ayant l'expérience de la vie professorale, ont fondé l'Œuvre des Maisons familiales. Elles voudraient que leurs collègues n'aillent jamais jusqu'à la limite de leurs forces, qu'elles s'arrêtent avant d'être malades, au moment où le repos suffit encore à restaurer la santé.

« Il est plus facile de prévenir la maladie que de la guérir... Que de tuberculoses on éviterait si, aux premiers symptômes de surmenage, on demandait un congé !... Que de neurasthénies on éviterait si on s'isolait à la campagne dès qu'on ne commande plus à ses nerfs !...

« Mais — et M. le Dr Roux prévoit l'objection — il est difficile de demander un congé quand la cessation du travail entraîne la cessation du traitement... C'est pour permettre à celles dont le traitement est le seul moyen d'existence de se soigner à temps que l'Œuvre des Maisons familiales a institué des « bourses de repos » : à leurs collègues munies déjà de quelques économies, une somme modique est demandée (2 fr. 50 par jour et par personne).

« L'Œuvre des Maisons familiales, profitant d'un legs fait par Mme Clamegeran, dispose d'une maison de campagne située à Limours (Seine-et-Oise) et qui a reçu le nom de « Repos Clamageran ». Mlle Torcapel de la Vigne en est la directrice. Pour être sociétaire des Maisons familiales, il suffit :

« 1° D'appartenir à l'enseignement féminin primaire, ou secondaire ;

« 2° De payer une cotisation annuelle de 6 francs. — Cependant les membres de l'enseignement faisant partie des associations de secours mutuels qui se feront inscrire au nombre de quarante, verront leur cotisation annuelle abaissée à 4 francs.

« Toute la correspondance (demandes de séjour, de bourses, etc.) doit être adressée à la secrétaire générale, Mme Gay, 20, avenue Rapp, Paris VIIe ; — les cotisations doivent être adressées exclusivement à Mme Soupey, trésorière, 16, avenue Ledru-Rollin, Paris XIe. »

nerfs sont tendus à l'excès, que les digestions se font mal, que rien ne va plus dans l'outil pédagogique par excellence, on n'éprouve qu'un désir : S'enfuir bien vite du bruit, des lumières, des voitures qui roulent, des gens qui crient, des parents qui récriminent au sujet des récompenses de fin d'année, etc., etc., et aller chercher un coin obscur, où l'on puisse enfin jouir de la volupté de ne rien entendre et de ne rien dire.

Une éminente inspectrice des écoles maternelles (1) donne à ses institutrices les conseils suivants :

« Dans un lieu agréable, entourées de toutes les commodités de l'existence, un certain groupe de femmes se réunissent, et, pendant ce laps de temps de dix ou quinze jours, elles y vivent séparées du monde extérieur dans un silence absolu. Elles ne parlent pas, on ne leur parle pas ; aucun bruit ne résonne autour d'elles. La vie s'y meut presque automatiquement. » Et elle ajoute : « On fait trop de bruit, on s'agite trop dans nos écoles maternelles. Il faut une juste mesure entre la sagesse et l'immobilité qu'on réclame des enfants transformés trop jeunes en écoliers, et l'agitation perpétuelle dans laquelle on pourrait être tenté de verser, avec les meilleures intentions du monde. »

Ce qui est vrai des écoles maternelles, ne l'est pas moins des écoles élémentaires, où les maîtres se sur-

(1) Mme Jeanne Girard.

mènent, et où — nous le disons plus haut — ils élèvent la voix au-dessus du diapason raisonnable. Qu'ils fassent donc une *cure de silence*, eux aussi, qu'ils soignent leur larynx fatigué, qu'ils dépistent dans un air frais et sain le microbe de la tuberculose!

Enfin, pour donner à leurs poumons, l'air pur qui leur fait tant défaut, les maîtres et maîtresses pourraient, chaque année, faire une *cure d'altitude*. Ils choisiraient de préférence les montagnes boisées : l'hiver, à Amélie-les-Bains, par exemple ; l'été, dans les Vosges, à Gérardmer.

S'ils soupçonnent être atteints du terrible bacille que nous venons de citer, qu'ils ne s'alarment pas démesurément. Il leur faut, si tel est l'avis du médecin, demander leur admission au Sanatorium d'instituteurs de Sainte-Feyre-les-Guéret, établissement magnifique que les instituteurs doivent surtout à eux-mêmes, sur la louable initiative de M. Leune, inspecteur d'Académie à Arras. Ils peuvent, aussi, passer un certain temps au Sanatorium de Bligny (Seine-et-Oise). Les cures obtenues dans ces abris contre le terrible fléau sont des plus consolantes, et les résultats très réconfortants (1).

(1) Sur 274 malades qui ont quitté le Sanatorium de Bligny en 1904-1905, 122 autorisent les plus solides espérances pour l'avenir; 54 malades au 1er degré ont donné 44 guérisons parfaites ; 50 autres, tuberculeux au deuxième et au troisième degré, ont obtenu une amélioration très appréciable. La moyenne des succès peut être estimée à plus de 80 0/0 pour

*
* *

La question du balayage de classe a été longuement étudiée au chapitre Ier. Si les élèves en ont été chargés jusqu'ici par suite d'abus impardonnables, il ne faut pas perdre de vue que **le maître ne peut et ne doit s'en charger**, que c'est pour lui un danger réel ; qu'il lui faut s'éloigner, se tenir à l'air pur et sain au moment où une **personne étrangère à l'école** opère l'arrosage, le balayage, l'époussetage et la désinfection de la classe.

Le maître « bonne à tout faire » enfin, doit passer à l'état de légende.

Un instituteur adjoint, peu flatté de ce rôle qu'il accepte pourtant, ayant conscience de sa responsabilité, déclare que, non par zèle, ou pour éviter les récriminations des parents, mais par prudence et par salubrité, il balaye lui-même sa classe... « La poussière abondante contenue dans nos salles de classe, est, dit-il (1), très malfaisante, chacun le sait. N'avons-nous pas tous une affiche contre la prophylaxie de la tuberculose ? Plus il y a de poussière, plus on en respire. Le balayage, en ôtant la poussière, diminue donc les chances de maladies causées par l'absorption de germes morbides. S'il n'y avait aucun danger à ne pas balayer, les allées de ma classe ressembleraient bientôt

les malades du 1er degré, à environ 50 0/0 au deuxième degré, et 15 0/0 au troisième degré. (D'après le rapport Lechantre.)

(1) Dans le *Bulletin de l'Amicale de l'Ain*.

aux allées bien sablées des jardins aristocratiques. Il est certain que l'ordre et la propreté n'y gagneraient pas et que nous en souffririons ; mais du moins, je ne serais pas considéré par les enfants comme une bonne à tout faire. »

*
* *

Recommandons aussi, à propos de poussière, pour le maître qui fait ses leçons, les expose au tableau noir, l'emploi de l'éponge humide.

Trop souvent encore, il frotte le tableau noir avec une éponge sèche, et respire pendant plusieurs minutes dans un véritable nuage blanc.

Il doit avoir dans la poitrine, à la fin de sa vie, une véritable carrière de craie. Mieux vaudrait frotter d'abord la planche avec une **éponge très légèrement humide** pour enlever « le gros » de la craie, et laver ensuite à grande eau.

*
* *

Ce qui contribue puissamment à la bonne santé de l'instituteur, c'est la **quiétude parfaite** dans laquelle il lui faudrait passer tous les instants de sa vie. On ne se donne pas à demi dans sa laborieuse et absorbante mission. Il faut, pour y réussir, une constante **égalité de caractère**, l'**âme sereine**, reflétant un fond de bonne humeur, de gaieté même, qui attire l'enfant, le met à l'unisson de son maître, et force sa sympathie.

S'il est sollicité par des travaux étrangers à sa profession, ou d'autres, extra-scolaires, trop absorbants, il lui faut une organisation intérieure très puissante, une grande force de volonté pour rester calme, mesuré, dans son rôle d'éducateur.

Qu'il ait donc une **méthode de travail bien arrêtée**, un emploi du temps bien réglé, afin qu'il soit toujours à même de faire face aux difficultés qui peuvent surgir d'un moment à l'autre, et ne pas être dérouté vis-à-vis de ses élèves qui s'en apercevraient vite. Il évitera aussi les impatiences, les mouvements nerveux ou même colériques qui ne laisseront pas, tout en le mettant en mauvaise posture, d'avoir la plus fâcheuse répercussion sur sa digestion et sa santé en général. Cet emploi du temps, il le règle selon son bon plaisir. Tout au moins il ne se lie pas servilement aux horaires semi-officiels. Cet horaire à établir est, chez lui, subordonné à une question de tempérament aussi bien qu'à une autre de commodité locale pour les élèves. Il peut et doit placer, à l'heure où il est le plus dispos, la leçon qu'il juge la plus pénible, celle qui vise un enseignement où il réussit le moins bien, et reporter à l'heure où la fatigue le gagne, la leçon qui le séduit et lui plaît le mieux.

Que la **préparation de sa classe** soit une aide-mémoire qu'il trouve constamment sous sa main ; que cette préparation laisse une trace sur un **carnet spécial** (1) ; qu'elle soit brève, concise, supprimant toute

(1) Nous recommandons l'*Instituteur dans son école* ou *Carnet de notes de classe*, par A. Sécheret et Lacabe-Plasteig, édité

écriture inutile, tout double emploi avec le carnet de préparation écrite des leçons, recommandé aux jeunes maîtres.

Qu'enfin, à toute heure du jour, quand il est au milieu de ses élèves, il ait sur ce carnet, voisin du registre d'appel, des points de repère qui laissent son esprit dans une certaine quiétude, et lui évitent l'impression, toujours douloureuse, qu'il pourrait ressentir à la pensée qu'il n'a pas su tirer parti de son savoir, qu'il n'a pas fait tout son devoir.

*
* *

Pour compléter ce que nous avons dit de l'**hygiène morale** qui a une si grande influence sur la santé de l'instituteur, il nous resterait à toucher plusieurs points délicats, entre autres ceux du **mariage des instituteurs et institutrices**, des **garanties dont la profession devrait être entourée** de la part des pouvoirs publics, de l'allègement des programmes primaires, etc. Mais notre étude est mesurée dans ses limites ; nous serons bref.

La question du mariage des maîtres et maîtresses primaires mérite de retenir notre attention. « A quoi rêve, dit un de nos distingués instituteurs, la jeune institutrice que ses devoirs ont appelée dans un petit village où elle mène une vie cachée ? A quoi songe

par la maison *Picard et Kahn*, guide du maître dans ses fonctions, pour tous les jours, à toutes les époques de l'année scolaire.

le jeune débutant isolé dans un poste de campagne? Tous les deux pensent à l'avenir... Je n'ai pas le souci du jeune homme. Il est libre. Il ne tardera pas à rencontrer au hasard de ses relations, la fiancée de ses rêves. La jeune fille, elle, est tenue à une certaine réserve. Elle ne peut choisir. Les convenances sociales l'en empêchent, et il faut bien respecter les convenances, même si elles sont absurdes. Elle doit donc vivre d'espoir. Souvent ses illusions sont détruites. Elle est obligée de se donner à un homme qui bien souvent, n'est pas fait pour la comprendre, à un artisan intéressé ou à un cultivateur ignorant.

« Si les élèves des écoles normales ne vivaient pas si loin du monde, si la jeunesse des deux sexes se réunissait en des fêtes, sous l'œil bienveillant des organisateurs, ces sortes d'unions, mal assorties, seraient peut-être plus rares. »

Notre collègue semble, on le voit, préconiser les **mariages pédagogiques** : union d'un instituteur à une institutrice. Ces mariages ont leurs partisans et leurs détracteurs.

Suivant les uns, c'est trop de science pédagogique, trop de préoccupations professionnelles identiques accumulées sous le même toit, dans le même milieu restreint; c'est un obstacle à l'évolution de la famille, qui voit les enfants du ménage clairsemés par le fait même que l'institutrice mère, qui, avec tant de sollicitude élève les enfants des autres, ne trouve pas le temps d'élever les siens.

D'autres répondent : nous avons connu des institutrices mariées à des instituteurs, mères de nombreux et solides enfants, qu'elles élevaient aussi bien que pouvait le faire une matrone campagnarde ; quant à l'inconvénient signalé par le fait de deux agents actifs d'une même cause, vivant dans le même milieu, nous vous dirons que les choses se passent, de semblable façon, dans le ménage entre commerçants, où l'homme et la femme se livrent à des occupations identiques, dans un magasin unique, ont les mêmes tracas, les mêmes fatigues, poursuivent le même but, etc., en répondant aux exigences de la même clientèle.

Il suffit au mari instituteur, à la femme institutrice, d'être tous deux de bonne constitution, d'observer chacun en ce qui le concerne, les règles d'hygiène personnelle et d'hygiène professionnelle que nous établissons plus haut, pour ne pas apporter, chacun de son côté, dans le commun logis, des germes susceptibles d'entretenir un bouillon de culture de bacilles et de microbes pouvant les atteindre, eux et leurs enfants. Ils rentrent dans le droit commun tout simplement.

L'institutrice qui veut choisir un mari, en dehors d'un collègue, doit faire preuve d'une grande circonspection. Il en est, parmi les maris d'institutrices, qui n'exercent aucune profession pour des motifs peu valables. « Je relève dans cette catégorie, dit M. Forfer, une dizaine de représentants de commerce qui ne représentent rien du tout, autant d'agents d'assurance sans grande clientèle... » C'est là l'exploitation d'une profession honorable entre toutes, exercée par une vaillante femme qui avait cherché dans le mariage l'appui matériel et moral nécessaire à l'accomplissement de sa mission et qui, de désillusion en désillusion, en arrive à ne donner qu'un service insuffisant, et à être classée bientôt parmi les maîtresses médiocres ou mauvaises.

Si, par un hasard heureux, elle rencontre un brave cœur qui la comprenne, un cœur qui, comme le sien, épris d'idéal aussi bien pour la mission de l'institutrice que pour la vaillante femme qui l'incarne à ses yeux, veut la mettre au-dessus de son rang, la défendre contre les soucis de la vie, lui faciliter sa tâche, tout est pour le mieux. Combien sont rares, hélas ! de pareils maris d'institutrices !

Pour l'instituteur, est-il besoin de le dire, l'**état de mariage est le plus sain**, le plus noble, le plus moral. La femme, à son foyer, l'entoure de tous les soins de la vie, le soutient, le réconforte ; elle trouve dans les trésors de son cœur une consolation trop souvent nécessaire dans la tâche ingrate qui est celle du maître de l'enfance ; elle lui donne de beaux enfants qu'elle élève de son mieux, pour l'avenir desquels il se sent stimulé dans sa vie intime, dans ses affections, dans son travail, dans ses succès.

Enfin, elle retient à la bourse commune, par l'ordre qu'elle sait mettre en toutes choses, l'argent si laborieusement gagné, et servi parcimonieusement encore par les mensualités de l'État. Toute cette ambiance a bien la plus salutaire répercussion sur son état d'âme, sur ses fonctions physiologiques, sur sa santé enfin !

Et puis, sa qualité d'époux, de père, lui donne toute autorité pour parler au jeune homme, dont la personnalité s'affirme, de ce qu'on se doit à soi-même, pour mériter sa propre estime, et se conserver robuste et sain. Il sait le mettre en garde contre les égarements, les exagérations de la période passionnelle, lui montrer quelle austère volupté recèle la force de caractère, l'effort créateur, qui seul donne à l'homme la pleine conscience de sa virilité et lui apprend de quel prix est la vertu. Il l'incline ainsi, par la régularité de ses mœurs et le respect de la femme, vers la vie de famille; il développe en lui, en un mot, cette partie, toujours si délicate de l'éducation de l'adolescent, qu'on a appelée la **conscience sexuelle.**

*
* *

Nous voudrions aussi la **profession d'instituteur entourée de plus de garanties.** Le maître qui n'est pas sûr de rester à son poste autant qu'il le désirerait ne peut se donner tout entier à sa tâche, fût-il le plus honnête des hommes; et, s'il a du cœur — ce qui est le plus général — il est malheureux.

D'où vient ce fâcheux état de choses? De diverses causes. L'instituteur est trop directement en contact avec les masses pour échapper à ces tracasseries. C'est le fait d'un maire tyrannique, autocrate; c'est le député intransigeant, le politicien sans vergogne qui veulent l'instituteur absolument sous leur coupe, et ne lui pardonnent jamais de conserver quelque indépendance. C'est une population ignorante, que le fanatisme aveugle (1), qui traite l'institutrice en ennemie ; c'est la fougue turbulente du délégué cantonal qui, en mal de palmes académiques, fait du zèle autour de l'école, de l'instituteur, et entend jouer au sous-inspecteur.

C'est encore le chef de service hautain — devenu, heureusement, très rare aux temps actuels — qui fait peser sur ses humbles subordonnés une sorte d'indifférence dédaigneuse ; ou cet autre, trop attentif aux écoutes, qui, voulant passer pour bien renseigné, se documente à des sources non officielles sur le personnel qu'il a mission de protéger et de défendre. Pour lui, un maître est toujours en défaut. Celui-ci, bientôt, au sortir d'une classe où il a mis toute son âme, reçoit la fameuse « Note de service » dont le libellé est si connu : « M. X... voudra bien se rendre à mon cabinet le jeudi.... avant midi. » Une signature — que ne précède aucune formule de politesse, aucune indication de nature à rassurer, à réconforter le vaillant qui n'a cessé de rester bon et honnête jusqu'aux moelles, — un point, c'est tout.

L'instituteur est exact au rendez-vous. Arrivera-t-il à se justifier ? Sortira-t-il indemne des accusations dont il est l'objet ? Cela lui est souvent difficile, même avec les chefs les plus énergiques, les moins prévenus, qui

(1) Cf. Léon Frapié : *L'Institutrice de province.*

subissent nécessairement les ambiances malsaines dont l'école populaire n'a pu se débarrasser encore (1).

Il y a bien aussi le journal local, organe d'un comité soi-disant défenseur des droits des pères de famille, ou d'un autre qui se pare de l'étiquette mensongère de républicain ; c'est, le plus souvent, celui d'un groupe de bourgeois égoïstes, avides de distinctions, assoiffés de pouvoir. De ces journaux, certains maîtres, classés comme indépendants, brisent chaque matin la bande avec émotion : « Que dit-il de moi aujourd'hui ? Quelle calomnie nouvelle a pu lui envoyer encore un correspondant anonyme ? »

... Ah! politique de partis, impure, salissante, que de mal tu fais à la cause que tu prétends hypocritement servir! Il n'en faut plus de ces agents propres à toutes les besognes, épiant les faits et gestes d'un maître attaché uniquement à ses fonctions, et qui, brisé aux difficultés du métier, assure, par une bonne et intelligente diplomatie, le triomphe de l'école populaire!

... Et ces reptiles de la dénonciation, ces politiciens gagés de tous les partis, ces adversaires irréconciliables de l'école publique, on ne les atteint jamais, ils se terrent, ils ne se montrent pas au grand jour. L'instituteur les devine, mais ne les connaît pas toujours. Il lui faut cependant tenter de se mettre à l'abri de leurs coups. Il ne pourra vivre dans une quiétude relative que lorsqu'il aura assuré la sécurité de son hon-

(1) Cf. A. Sécheret. *L'Éducation de la Démocratie*. Concours du *Matin*; 1907. Premier prix des Ardennes.

neur et, pour lui et les siens, le **pain du lendemain.**

En présence des attaques injustes dont ils sont l'objet, les instituteurs et institutrices ont senti les dangers de l'isolement. Un grand mouvement s'est opéré en France et s'opère encore chaque jour sur le terrain de la *solidarité professionnelle.* Les maîtres de l'enfance s'unissent dans une pensée de fraternelle entente.

Qui peut les en blâmer?

L'État lui-même a tout intérêt à voir la grande famille primaire, prise en masse, si sage, si pondérée dans ses revendications, former un bloc compact, imposant, difficilement attaquable, veillant à sa défense, à la défense de ce qu'elle a de plus cher : *l'École et les œuvres de moralisation, d'éducation sociale qu'elle abrite, qu'elle inspire.*

Le maître qui fait preuve d'une sage prévoyance adhère à toutes les *sociétés mutuelles*, à tous les *groupements corporatifs* (1) qui, moyennant une faible rétribution, lui assurent aide et protection, au cas où il serait trop douloureusement éprouvé par l'infortune, la diffamation, la maladie et le reste.

*
* *

De ce que l'instituteur, l'institutrice restent étrangers aux luttes des partis, il ne s'ensuit pas qu'il leur

(1) Citons : *L'Amicale des Instituteurs du département. La Société de Secours mutuels. La Société contre la diffamation et les accidents. L'Orphelinat de l'Enseignement primaire. La Solidarité départementale. La contre-assurance universitaire.*

faut renoncer à la politique. Au contraire, qu'ils suivent de près l'évolution qui se fait chaque jour dans le monde des idées, surtout dans celles qui touchent de si près à la vie sociale.

Que l'instituteur n'hésite pas à se mettre en contact avec les travailleurs — les vrais; — qu'il s'enquière de leurs revendications, des doléances du Quatrième Etat, qu'il en voie les ressources, qu'il en connaisse les aspirations, qu'il oriente son enseignement de manière à donner satisfaction aux besoins des classes ouvrières du milieu où il exerce, mais qu'il ne diminue en rien, par ses paroles, ses actes, son attitude, le prestige et l'autorité de l'Ecole.

Qu'il se garde des exagérations, des utopies; et peu à peu, le peuple qui le voit de près, — de trop près parfois, hélas! — se familiarisera avec cette idée que l'instituteur, hors de sa vie professionnelle, peut tout entendre, tout blâmer, ou tout louer. Il ne fera aucune difficulté alors, pour lui reconnaître la **plénitude de ses droits civiques**. L'instituteur sera éligible, comme il est électeur. Pourquoi pas? L'École n'aura pas à y perdre. Le maître de l'enfance sera écouté dans nos assemblées communales que déjà souvent, à titre officieux et comme conseiller discret, il régente et inspire.

Avec du tact, une notion très juste, très sincère du respect dû à l'enfant, à la famille, il saurait, dans son grand amour du bien public, être l'homme de tous et de chacun, et concilier ses nouveaux droits avec les devoirs de sa charge.

Si dans l'École, la politique ne pénètre pas, s'il n'y a là ni radicalisme, ni nationalisme, ni socialisme, son droit le plus sacré — qui est en même temps, à ses yeux, le plus saint des devoirs — est d'enseigner à ses élèves le respect de deux idées qui en imposent et en imposeront longtemps encore à la partie restée saine de la masse populaire : la République et la Patrie.

Educateur de la nation, ayant reçu d'elle, par un contrat tacite et librement consenti la mission de faire des citoyens, il s'inspire sans cesse des principes de 89, qui constituent à ses yeux la charte, le *credo* de notre enseignement national. Il place au premier rang de sa mission, à la cime de l'éducation civique et morale, le Pays même qui lui a confié le soin d'élever ses enfants. Qu'il parle à ceux-ci en termes mesurés et dignes, et surtout sans haine, des peuples qui nous entourent, qu'il mette dans ses leçons une forte teinte de pacifisme, qu'il fasse naître dans la jeune génération une pensée de concorde universelle, c'est aussi son devoir ; mais il se souvient toujours que l'Ecole populaire française doit, avant tout, enseigner les choses de France, enseigner la grandeur de la France.

*
* *

Toutes les considérations qui précèdent n'étaient pas hors de propos dans une étude qui traite de la santé de l'instituteur. Elles ont la plus haute importance, au contraire, sur sa vie et sur son travail. Les contrariétés, les peines, les douleurs morales qu'on n'a pu jusqu'ici élaguer de sa noble carrière, déterminent trop souvent chez lui un état d'épuisement, de débilité d'abord passager, mais qui, à un moment donné, atteint son organisme, et rend possibles toutes les complications.

APPENDICE

Maladies professionnelles

Nous passerons sous silence, quoiqu'elles soient d'une certaine importance, les maladies auxquelles sont exposés les maîtres par contagion directe : scarlatine, variole, typhoïde, etc. Ce ne sont pas là, en effet, des affections particulières à la profession.

En procédant du simple au composé, et en prenant comme point de départ la classe en elle-même, si déprimante, si fatigante, nous rencontrerons dès l'abord :

LES MALADIES DE LA VOIX. — *Affaiblissement de la voix.* — Le professionnel de la parole — l'instituteur — se plaint que sa voix se voile vite, perd l'endurance et ne peut plus fonctionner deux ou trois heures de suite : fatigue toute spéciale dans la gorge, le cou, la poitrine, et même les membres. A la gorge, sensation de gonflement, de chaleur, de contraction (crampe des orateurs). Pas de lésion anatomo-pathologique ; c'est pour le Dr Castex, un vieillissement de la fonction.

Raucité vocale : voix eunuchoïde.

Dysphonies. — Toutes les variétés de dysphonies. Voix sèche : laryngite chronique simple. Voix humide : laryngite tuberculeuse.

Les laryngites aiguës et chroniques, par fatigue vocale, survenues à la suite d'un froid, et caractérisées par une phonation douloureuse, la raucité de la voix, dans l'expectoration muco-purulente, parfois striée de sang. Traitement : repos. Deux mois de vacances par an ne sont pas moins utiles à la santé vocale du professionnel de la parole, qu'à sa santé générale (Castex).

MALADIES DE LA GORGE. — *Les maladies de la gorge* viennent, au point de vue de la fréquence, immédiatement après les maladies de la voix.

Les différentes variétés *d'amygdalites* (simple, suppurée, phlegmon de l'amygdale) par refroidissement, fatigue, se rencontrent surtout aux périodes de surmenage.

Les affections des *bronches* : la bronchite aiguë, la trachéo-bronchite, la bronchite avec dilatation des bronches (expectoration fétide), les broncho-pneumonies, la pneumonie lobaire aiguë, la pleurésie, — le plus souvent tuberculeuse — frappent le maître, pour ainsi dire constamment.

Le traitement prophylactique de toutes ces affections consistera surtout en une hygiène mieux comprise des locaux, de l'individu, du vêtement ; en un repos physique sagement distribué. Nous avons insisté suffisamment plus haut sur ces différents points.

Dans un autre ordre d'idées, et à la suite du surmenage, on rencontre fréquemment chez les maîtres, des crises intenses de neurasthénie avec faiblesse généralisée, idées fixes, aboulie, — ou d'amnésie (amnémosynie de Pierre Janet).

Pour toutes ces variétés morbides et pour les psychoses, en général, le traitement indiqué sera le repos absolu et l'isolement. Au point de vue préventif, graduer l'importance du service scolaire suivant l'individu considéré et la force de résistance nerveuse.

Citons enfin, en dernier lieu, la redoutable infection qui est bien souvent la résultante ou la suite directe de tous ces états, quand l'inévitable contagion s'y ajoute : la tuberculose.

Jusqu'à ces derniers temps, on s'est trop peu préoccupé de la tuberculose des maîtres. Il faut arriver jusqu'en 1905 (Congrès International de Tuberculose) pour trouver quelques mots sur la question. Et cependant, elle est d'une importance capitale, puisqu'elle devient un danger permanent pour de très nombreuses existences.

Pour y remédier, préventivement, il faudrait assurer plus de bien-être à l'instituteur, à tous les points de vue : vie matérielle, traitement, locaux, etc.

Et comme moyen curatif : repos, sanatorium, isolement, aux frais de l'Etat, et dès le début du mal. Combien de jeunes maîtres tuberculeux continuent à faire la classe, pour ne pas perdre — qui peut les en blâmer? — le bénéfice de leurs mensualités !

CONCLUSIONS

Que le maître ait toujours à la pensée, pour les observer avec la plus scrupuleuse exactitude, les préceptes de l'hygiène individuelle et professionnelle.

Qu'il apporte dans ses fonctions une méthode de travail sévère qui lui évite tout surmenage intellectuel et physique.

Qu'il élague de son labeur quotidien tout ce qui n'est pas immédiatement de nature à profiter à l'École et aux œuvres qui en dépendent.

Qu'il bannisse de son enseignement le ton dogmatique à outrance qui épuise le maître, le contraint à un verbiage inutile ou sans grand profit pour le développement harmonique des facultés de l'enfant.

Qu'il entremêle d'exercices physiques et corporels tout travail, intellectuel ou autre, qui nécessite l'usage de la parole.

Que l'instituteur n'ait d'autres fonctions que celles qui découlent de sa charge d'éducateur.

Qu'il ne participe aux œuvres accessoires ou circumscolaires qu'en raison de sa force et de sa facilité de travail.

Que son régime alimentaire soit sain, abondant sans excès, et composé de matières substantielles sous un faible volume ; qu'il bannisse l'alcool, qu'il fasse du tabac un usage modéré ; qu'il recherche (parmi les viandes et autres aliments) les phosphates et les albuminoïdes.

Qu'il n'entreprenne aucun travail sérieux, absorbant, immédiatement après avoir mangé.

Que rentré chez lui, il s'abandonne à une douce quiétude, s'associe gaîment aux joies de ceux qui l'entourent et goûte un repos mérité.

Que le service de l'interclasse ne soit jamais imposé

aux membres du personnel, comme légalement obligatoire.

Que le logement soit sain, propre, aéré; qu'avant d'en prendre possession, l'instituteur veille à sa désinfection et à son assainissement.

Que des prescriptions sévères obligent les communes, après chaque changement de maître ou de maîtresse, à désinfecter les appartements à l'acide sulfureux, à en reblanchir les murs à la chaux.

Que les pouvoirs publics se montrent plus sévères dans l'approbation des plans de constructions scolaires, si les communes sont trop parcimonieuses quant à la surface et au cube d'air des locaux propres au logement des maîtres.

Que le maître dans sa classe respire un air sans cesse renouvelé.

Qu'il y fasse un usage modéré et judicieux, de la parole; qu'il cause le moins haut possible.

Qu'il s'exerce à une bonne diction, faite lentement, avec le désir que tous les mots portent, et produisent dans l'esprit et dans le cœur de l'enfant un rendement proportionné à l'effort du maître.

Verser une cotisation annuelle à une société contre la diffamation. Les adversaires et les détracteurs de l'école, sachant que l'instituteur est en état de se défendre, hésiteront avant de le calomnier.

Qu'après chaque séance et après chaque repas, il fasse une promenade au grand air.

Qu'au commencement des vacances, il fasse une « cure de silence » pour rétablir la bonne harmonie de ses organes fatigués.

Qu'il fuie au loin alors que se fait, dans les salles de classe, le service de nettoyage.

Que dans ses leçons au tableau noir, il évite les

nuages de craie ; qu'il n'emploie que l'éponge ou le chiffon humide.

Qu'il ait l'âme sereine, et exerce sa mission dans une quiétude parfaite.

Que, dans ce but, les pouvoirs publics lui servent un traitement suffisant (1), l'entourent de garanties, et prennent, au sujet de sa nomination et de son avancement, telles mesures propres à assurer son inamovibilité et jusqu'à un certain point son indépendance.

Qu'il trouve dans ses supérieurs hiérarchiques, moins des inspecteurs vieux style, que des conseillers, des défenseurs, des amis.

Que les directeurs et directrices d'école, placés à la tête de nombreux adjoints, s'inspirent des mêmes principes vis-à-vis de leur personnel.

Que le jeune maître ne perde pas de vue qu'il est de son propre intérêt et de l'intérêt du service de se montrer discipliné, conciliant, sociable, hiérarchique.

Que le mariage soit pour l'instituteur et l'institutrice, la règle de l'existence.

Que chaque fonctionnaire de l'enseignement, qui exécute la même besogne, reçoive la même rémunération de ses services, dans le même ordre de fonctions.

Que cette rémunération ne soit pas diminuée par le fait du mariage d'un instituteur avec une institutrice.

Sérier les enfants des écoles rurales, bien plus suivant leur âge que selon leur sexe, et établir la coéducation toutes les fois qu'elle est possible, et particulièrement quand l'instituteur de la commune est marié à l'institutrice.

(1) Le projet dit « *des Amicales* » avec des amendements de nature à réduire de 5 à 3 ans le temps nécessaire à la promotion d'une classe à l'autre. Egalité de traitement aux instituteurs et institutrices, et rémunération par voie de vacations des services extra-scolaires.

Qu'il soit à l'abri des influences politiques ou autres; que rentré chez lui, il ne relève que de lui-même et soit assimilé, quant à ses droits civils et politiques, aux autres citoyens.

Que les associations corporatives, les sociétés contre la diffamation ne laissent passer aucun fait susceptible de l'atteindre dans son honneur, sa réputation, sa vie professionnelle.

Que nos programmes scolaires comportent des enseignements d'importance primordiale applicables à toutes les écoles, et d'autres, non essentiels, qui seraient donnés d'après les circonstances, les localités, les besoins de la vie régionale.

Que, dans un **carnet de notes de classe** (1), le maître prépare ce qui est la matière de son enseignement, de façon à conserver toujours sa fermeté, sa belle assurance, sa confiance en lui-même.

Que l'instituteur, éprouvé par la maladie, sollicite sa retraite professionnelle, aussitôt qu'il a atteint l'âge légal.

Que les conseils généraux inscrivent à leurs budgets un crédit spécial destiné à faire des avances aux maîtres et maîtresses, dont la pension n'a pu être immédiatement liquidée par le Ministère des Finances (Vœu, suivi d'effet, du Dr Doizy au Conseil général des Ardennes).

---

(1) Voir *Cahier de préparation des classes*, par M. Coste. Librairie Molouan.

L'ouvrage purement scolaire *L'Hygiène dans les examens primaires* contient les devoirs d'élèves se rapportant à ce chapitre.

CHAPITRE IV

LE DIAGNOSTIC PRÉCOCE DE LA TUBERCULOSE

Le Médecin-Inspecteur des Écoles; son rôle. — Critique de l'état de choses actuel. — Symptômes de la tuberculose à la période de germination. — Symptômes généraux : anémie, amaigrissement, fièvre. — Symptômes fonctionnels du début : dyspepsie; troubles de l'appareil circulatoire, du système nerveux. — L'appareil respiratoire : les altérations de la voix, la toux, les névralgies intercostales, l'oppression, l'expectoration, l'hémoptysie. — Les signes physiques ; leur importance : inspection, palpation, percussion, auscultation. — Les signes physiques indirects : l'adénopathie trachéo-bronchique; les pleurésies. — Diagnostic.

Ce chapitre est tout entier dédié à MM. les Médecins-Inspecteurs des Écoles.

Nous ne critiquerons, bien entendu, ni leur manière de comprendre leur rôle, ni leur « modus faciendi ». Peut-être, eux-mêmes, après tout, sont-ils victimes d'un état de choses qu'il leur est bien difficile de réformer. — Nous constaterons simplement un ensemble de faits trop connus, beaucoup trop connus, et il serait bon, croyons-nous, dans l'intérêt des jeunes têtes confiées à leurs soins, et pour assurer plus efficacement le succès dans la lutte antituberculeuse, de modifier entièrement un système résultant d'une routine dangereuse.

Que se passe-t-il, en général, lors de la visite mensuelle du Médecin-Inspecteur ?

Après une entrée où tous les moindres gestes ont été étudiés et où le souci de paraître est dominant, le docteur s'approche du directeur ou de la directrice, du maître ou de l'institutrice, et après une conversation, très, très rapide sur l'état sanitaire de l'école, il cause de bien d'autres choses (1).

. . . .

Il éblouit, enchante... et disparaît. — Il est évident qu'on lui signalera les quelques grosses maladies apparentes, qu'il examinera rapidement ou d'un air ennuyé. Ce seront, pour la plupart, quatre ou cinq cas d'ophtalmies, quelques rougeoles mal guéries, des scarlatines commençantes, etc... Devant les cas de contagion probables, le souci de sa responsabilité lui fera donner de consciencieuses instructions à l'instituteur, qui, pour s'y conformer, préviendra une douzaine de familles de l'exclusion nécessaire et temporaire de leurs enfants. — Les parents qui, jamais, ne songèrent à consulter un médecin en vue de la guérison, se hâtent d'en aller trouver un dans le but d'éviter cette exclusion, qu'ils considèrent comme une rigueur imméritée, et l'école, en présence d'un certificat médical, trop souvent

(1) Voir *La Maternelle*, de Léon Frapié.

complaisamment fourni, accepte alors les petits malades.

Voilà un état de choses de tous points blâmable, puisque les conséquences en peuvent être très graves ; les pouvoirs publics ne devraient pas autoriser la complaisance du médecin de la ville délivrant un certificat sans connaissance de causes. Mais combien plus blâmable, plus dangereuse, plus malfaisante, à notre sens, est cette visite extra-rapide du médecin-inspecteur qui n'examine que les « cas apparents » et qui laissera, — de gaieté de cœur, ou parce qu'il n'a pas le temps — évoluer, sans y prendre garde, le redoutable bacille de Koch dans l'organisme de cinquante ou cent enfants... Que de petits êtres déjà malades et que personne ne soupçonne de l'être, soit dans leur famille, soit dans leur entourage scolaire ! Ah ! ils n'ont pas de manifestation apparente, ceux-là, c'est bien certain : ils ne toussent ni ne crachent : leur appétit, quoique amoindri, est cependant assez bon ; toutefois, sous peu, le mal va multiplier et précipiter les assauts, et attirer sur eux — enfin ! — l'attention du médecin-inspecteur. Il est vrai qu'à ce moment il sera trop tard. La tuberculose, arrivée à la deuxième ou troisième période aura déjà fait d'effrayants ravages et toute tentative curative sera impossible, ou presque. C'était au début, tout au début du mal qu'il fallait appliquer une oreille attentive sur toutes ces petites poitrines, avant même la première période ! Là, on pouvait agir, guérir, et surtout empêcher la contamination qui exposait les condisciples !

Nous ne craindrons pas de le dire et de le répéter : les visites médicales telles qu'elles se font actuellement dans les écoles ne servent pas à grand'chose et les enfants tuberculeux — les plus intéressants, puisque sur 100 malades, plus de 70 sont tuberculeux — échappent le plus souvent au contrôle.

Il serait facile, cependant, de réglementer cette question, d'ordonner des inspections médicales plus fréquentes — une toutes les semaines — d'avoir, dans chaque école, un local affecté aux visites médicales où tous les élèves, munis de leur fiche sanitaire, seraient examinés, tant dans leurs antécédents familiaux que personnels — où, enfin, les mesures de thérapeutique et de prophylaxie nécessaires seraient prises d'emblée, suivant chaque cas, avec, au besoin, des feuilles imprimées indiquant longuement la marche à suivre.

MM. les Médecins-Inspecteurs, qui ont d'autres soucis, vont se récrier : « Mais alors, qu'on augmente nos traitements ! Si ces nouvelles fonctions nous absorbent à ce point qu'elles ne nous permettent pas de songer à une clientèle en dehors, qu'on nous alloue des mensualités plus fortes ! » Eh bien ! soit ! Il serait infiniment préférable de mieux rétribuer des Médecins-Inspecteurs consciencieux et spécialisés, qui mettraient toute leur énergie et tout leur dévouement au service de la lutte antituberculeuse — que de gaspiller des capitaux destinés à rémunérer tant de fonctionnaires inutiles ou à fonder tant d'œuvres de **propagande antituberculeuse** qui n'aboutissent point !

*
* *

D'après la conception que nous venons d'exposer, le Médecin-Inspecteur des Ecoles *examinerait* les élèves lors de sa visite hebdomadaire et aurait toujours à l'esprit les notions élémentaires que nous allons exposer. Il s'agit, en l'espèce, des différents symptômes physiques et fonctionnels qui permettent au médecin spécialisé, de poser un diagnostic précoce de la Tuberculose, avant même la 1re période. Il est inutile de nous appesantir sur l'intérêt que présente cette étude : bornons-nous toutefois à dire que, dans le cas particulier, elle sera d'un secours réel au Médecin-Inspecteur, puisqu'elle lui permettra de revoir rapidement, présentés en un faisceau d'ensemble, les différents signes, objectifs et subjectifs, de la période de *germination*.

L'examen de chaque élève sera fait longuement, minutieusement, en s'attardant volontairement sur les antécédents familiaux et personnels, qui, du reste, seront consignés une fois pour toutes sur la fiche individuelle. Sur cette fiche, à chaque visite médicale, viendront s'ajouter les renseignements médicaux fournis par un nouvel examen. D'un coup d'œil, et à chacune de ces inspections, le médecin saura ainsi quel est l'état de santé des petits élèves. Il les examinera tous, les bien portants comme les suspects, quand bien même il devrait, en regard de la date de sa visite, marquer un signe négatif ou inscrire le mot : *néant* dans la colonne : *Observations*.

L'examen physique de l'enfant se fera dans la position ordinaire favorable à l'auscultation; la station debout, les épaules tombantes, le dos un peu incurvé. L'enfant sera nu jusqu'à la ceinture, et le médecin recourra aux procédés classiques d'investigations : *inspection*, *palpation*, *percussion*, *auscultation*.

I. — SYMPTOMES DE LA TUBERCULOSE A LA PÉRIODE DE GERMINATION

Aux trois divisions classiques de la Tuberculose pulmonaire chronique, le professeur Grancher en a ajouté une quatrième, la période de *germination*, diagnostiquable si l'on sait ausculter d'après les procédés indiqués par le savant professeur, et surtout si l'on en sait tirer des conclusions légitimes.

Au cours de cette période de germination, le bacille se développe sur l'un des tissus du poumon, bronchiole ou alvéole, dans le quart supérieur du poumon, généralement; et si le médecin, non prévenu, recherche en suivant l'ancienne méthode, la submatité et les crépitations, il passera à côté de la lésion.

Cette période de germination n'est, en effet, caractérisée par aucun symptôme positif spécial : la percussion ne révèle aucune modification dans la tonalité des deux poumons, et l'auscultation aucun râle. Mais le professeur Grancher attache la plus grande importance aux deux phénomènes qui concourent à former le type respiratoire — inspiration et expiration — et qui presque toujours, sont modifiés à cette période. C'est ce qu'il appelle « les respirations anormales ». « Le « murmure vésiculaire, écrit-il (1), est chose si déli- « cate et si fragile que l'oreille qui ausculte perçoit très « bien les altérations qu'il a subies dans sa force, sa « douceur, sa tonalité. Le murmure anormal est plus « faible, ou plus rude, ou plus bas de ton, ou tout cela « à la fois. »

On peut donc, si l'on connaît le murmure physiologique normal, reconnaître, bien avant la période de conglomération qui correspond à l'ancienne première période, l'imprégnation de l'organisme par le bacille de Koch.

Nous avons suffisamment insisté, dans le cours de ce volume, sur l'importance de ce diagnostic précoce pour qu'il soit nécessaire d'y revenir ici.

Nous allons donc exposer quels sont les signes fonctionnels de la tuberculose à la période de germination, et quels sont les procédés d'investigation clinique, chimique et bactériologique qui peuvent déceler le mal.

A. **Symptômes généraux de l'imprégnation tuberculeuse.**

Ce sont les suivants :

Anémie. Elle existe tout au début : les malades pâlissent rapidement, leur teint devient jaunâtre, ter-

(1) In *Traité de Médecine et de Thérapeutique* de Brouardel et Gilbert. Tome VII, page 611.

reux; ils présentent de la dyspnée d'effort et des palpitations. Ces troubles cardiaques sont dus quelquefois à l'adénopathie trachéo-bronchique concomitante. Les bruits du cœur sont réguliers, mais accélérés et vibrants. Dans les cas de phtisie à début chlorotique, qui sont surtout fréquents chez les fillettes, on observe presque toujours un souffle dans les jugulaires.

D'après Potain (1), un certain nombre de signes accessoires peuvent déceler une anémie tuberculeuse. Ce sont : le rapport entre le poids du sujet en hectogrammes, et sa taille en centimètres inférieur à 3; la mesure du périmètre thoracique inférieure à la demi-taille; la diminution de la capacité respiratoire au-dessous de 3 litres, pour les sujets de taille moyenne.

Amaigrissement. — Les toxines tuberculeuses provoquent chez les animaux et chez l'homme la consomption et l'amaigrissement. Evoluant en même temps que l'anémie, l'amaigrissement porte surtout sur les masses musculaires, qui sont comme mangées, et sur la graisse. Il se traduit par une déperdition urinaire très accentuée. Les phosphates terreux se trouvent dans les urines à la dose de 3 à 4 grammes, les chlorures, de 16 à 18 grammes par litre. Il y a également excès de phosphates alcalins, et de matières organiques dérivées des albuminoïdes (urée, acide urique, créatine, tyrosine, leucine).

(1) Cité par Papillon : *Thèse de Paris*, 1897.

Fièvre. — Tout au début de la tuberculose, le pouls présente une accélération notable (de 90 à 120) même avec une température normale ou presque normale. C'est là une opposition très nette, qui est un signe de très grande valeur.

En même temps, on constate un abaissement de la tension artérielle.

MM. Daremberg et Chuquet (1) ont conseillé pour déceler la fièvre, de prendre la température du malade, avant et après une marche assez prolongée (vers 4 heures de l'après-midi). Pour ces auteurs, l'individu examiné est tuberculeux si, une heure après la marche, le thermomètre accuse une élévation de 4 à 5 dixièmes de degré — surtout si les épreuves ont été renouvelées. Le type de cette fièvre est d'être intermittente, irrégulière. Parfois on ne l'observe qu'une seule fois par semaine. Elle se manifeste, le soir, vers 4 heures, pour finir dans la nuit. Le thermomètre peut ne pas dépasser 37°5, quelquefois il monte jusqu'à 38° et le lendemain matin, il redescend à 36°7, 36°8. Aucune régularité, aucun rythme.

Pendant ce temps, comme symptômes subjectifs, on observe trois stades qui ne sont pas toujours nettement accusés ou nettement réunis :

Vers trois ou quatre heures de l'après-midi, le malade présente, vis-à-vis du froid, une sensibilité par-

(1) *Congrès de Lille*, 1899. *Revue de Médecine*, 1899.

fois très grande ; il devient tellement frileux qu'il recherche de chaudes couvertures, dont il s'enveloppe. C'est le stade du *frisson*. Puis, deux ou trois heures après, la face rougit, les yeux brillent et le malade accuse une sensation de chaleur intolérable : Cette fois, il se débarrasse de ses vêtements (stade de *chaleur*). Et enfin, plus tard, dans la soirée ou dans la nuit, une transpiration abondante se manifeste, mais, dans la pluralité des cas, cette transpiration reste localisée sur la poitrine (stade des *sueurs*). Malgré ces troubles vaso-moteurs, attribuables à l'imprégnation de l'organisme par les toxines, le tube digestif reste indemne : la langue est normale, l'appétit persiste.

B). **Signes fonctionnels du début de la tuberculose.**

a) *Dyspepsie*. Chez les tuberculeux à la période de germination, la dyspepsie se manifeste dans 75 0/0 des cas. Elle est caractérisée par plusieurs ordres de symptômes : les uns dépendent d'une hypofonction neuromotrice de l'estomac, et réalisent le tableau complet et classique des dyspepsies banales ; anorexie, pesanteur au creux épigastrique survenant immédiatement après le repas, fermentations incomplètes ou anormales, sensation de flot, dilatation de l'estomac. — Le type hyperchlorhydrique, quoique beaucoup plus rare, peut aussi se trouver réalisé (pyrosis, éructations odorantes, sensation de brûlures). Mais la dyspepsie avec hypofonctionnement de l'organe est, encore une fois, bien plus commune : c'est même un signe très net de l'imprégnation tuberculeuse.

Un autre ordre de symptômes communément observés, et qui sont sous la dépendance de l'adénopathie ganglionnaire (1), consiste dans la perturbation fonctionnelle, par compression, du nerf pneumogastrique. L'irritation de la dixième paire provoque, chez les malades, des quintes de toux suivies de vomissements : c'est la toux émétisante. Le propre de cette toux, c'est de survenir soit le matin à jeun, soit immédiatement après le repas. Les aliments ingérés sont rendus intacts et le vomissement survient sans nausées. Ce n'est qu'une fois l'estomac vidé que la toux disparaît et que le dyspeptique tuberculeux est soulagé. Comme symptôme nettement caractéristique de cette dyspepsie spéciale, nous signalerons *le point épigastrique* (2), décelé par Mathieu. Ce point, situé sur une ligne horizontale réunissant l'extrémité des neuvièmes côtes en avant, et un peu à droite de la ligne blanche, correspond au tronc cœliaque et au plexus solaire ramifié autour de lui. Il est nettement douloureux, surtout à la pression.

b) *Système circulatoire.* — Les poisons tuberculeux sécrétés par le bacille de Koch produisent une diminution du tonus vasculaire normal. Potain a, en effet, établi cliniquement que, chez les tuberculeux, même

(1) Potain, *Tribune Médicale*, 1897.
(2) Mathieu, *Gazette des Hôpitaux*, 7 sept. 1898.

au début, la tension artérielle est diminuée. Chez eux, le sphygmomanomètre accuse presque toujours une pression inférieure à 14 centimètres de mercure, au lieu de 16 à 18. Souvent même, la pression est au-dessous de 12. Le pouls est mou, accéléré, et cette accélération ne concorde pas avec la température quand il y a hyperthermie. En outre, si, chez le sujet sain, les stations debout ou horizontale modifient le rythme du pouls, il n'en est plus ainsi chez le tuberculeux dont le pouls est toujours le même. Corrélativement, il existe, chez le malade, des troubles vaso-moteurs nettement caractérisés, tels que rougeurs et pâleurs de la face à la suite d'une émotion, même légère, crises sudorales localisées (poitrine), etc.

c) *Système nerveux*. — De même que l'appareil circulatoire, le système nerveux est également « touché » par la toxine tuberculeuse. Chez les petites filles, notamment, on constate une irritabilité et une dépression spéciales : les moindres faits prennent, dans leur esprit, des proportions énormes ; elles s'affectent outre mesure d'un rien et deviennent impressionnables.

En outre, les malades ne tardent pas à accuser d'autres symptômes de neurasthénie : dépression physique intense, fatigue générale au moindre effort, vertiges, éblouissements, mélancolie, hypocondrie, etc. Ces symptômes ont malheureusement une importance considérable, en ce sens qu'ils créent chez le malade un amoindrissement de la volonté (aboulie) tel, que la cure thérapeutique n'est consentie qu'à grand'peine.

C'est dire que le médecin devra mettre en œuvre toute l'influence psychothérapique dont il peut disposer, et suggestionner à ce point son malade qu'il en obtienne un réel effort de volonté, car, « pour guérir la tuberculose, il faut vouloir guérir, le vouloir bien, le vouloir longtemps ». (GRANCHER.)

d) *Appareil uro-génital.* Robin (1) a établi que dès le début de l'imprégnation tuberculeuse, il y avait polyurie, mais, d'après lui, cette polyurie ne se montrerait que chez l'homme de 20 à 30 ans, et elle est accompagnée de fièvre, de douleurs lombaires et d'abattement.

Cette polyurie a été rarement signalée chez les enfants : elle n'est donc qu'un symptôme d'importance moindre dans le sujet qui nous occupe.

Symptômes fonctionnels respiratoires. — a) *Habitus extérieur.* — L'enfant tuberculeux se présente au médecin avec les stigmates suivants qui constituent pour ainsi dire son habitus extérieur : le sujet est pâle, amaigri généralement ; les veines font saillie sous la peau, le cou est gracile et suit une inclinaison dans un sens ou dans l'autre. Les yeux sont agrandis, langoureux, entourés d'un cercle bleuâtre. L'appétit est capricieux, faible ou languissant, la résistance à la fatigue est nulle.

L'inspection du corps révèle un aplatissement du thorax dans tous ses diamètres, mais surtout dans le

(1) ROBIN. *Société Médicale des Hôpitaux,* 1894.

diamètre antéro-postérieur : Les côtes sont saillantes, les épaules projetées en avant, les clavicules enfoncées. S'il y a diminution dans la mesure du périmètre thoracique, en revanche la colonne vertébrale est saillante. Les omoplates, entraînées par les épaules en avant, forment par leur bord spinal, une saillie (*scapulæ alatæ*).

La respiration est superficielle et faible, même quand il n'y a pas de dyspnée d'effort.

b) *Altération de la voix. Toux.* — La toux se voile et devient faible : elle exige des efforts constants du malade qui s'essouffle vite. Parfois, dans la conversation, elle éclate, brève, incessante, quinteuse. Elle est provoquée, dans la plupart des cas, par l'irritation des filets du pneumogastrique, entourés d'une zone pulmonaire congestionnée. Il n'y a pas d'expectoration, mais très souvent, un vomissement : au début, comme l'a écrit le professeur Grancher, « la toux des tuberculeux ne fait pas cracher mais vomir » (1).

Bien souvent, la tuberculose pulmonaire est précédée de bronchites répétées, chaque hiver, ou occasionnées par un brusque changement de température. Mais, de ce fait, il ne s'ensuit pas fatalement que tous les tuberculeux auront, dans leurs antécédents personnels des rhumes nombreux et que les arthritiques ou les lymphatiques, aux muqueuses sensibles verront, un

(1) Grancher et Barbier. In *Traité de Médecine et Thérapeutique*, Brouardel et Gilbert. Tome VII, page 622.

jour ou l'autre, leur bronchite dégénérer en tuberculose. En d'autres termes, il n'y a aucun rapport, de cause à effet, entre les trachéo-bronchites fréquentes et la tuberculose pulmonaire.

c) *Névralgies intercostales.* — Ce sont des douleurs vagues, le plus souvent erratiques : parfois, cependant, surtout chez les névropathes, elles sont persistantes, localisées, d'une manière générale au sommet, à la région interscapulaire, sous les clavicules. La toux, les poussées fébriles du soir les exagèrent. Elles s'accompagnent parfois d'un point de pleurésie sèche.

d) *Oppression.* — C'est là un des signes constants du début et que tous les malades, presque sans exception, accusent nettement. Il y a une gêne respiratoire évidente, exagérée au maximum chez le tuberculeux, par tout ce qui provoque l'oppression physiologique — marche, effort, digestion, toux. — Cette oppression est d'origine nerveuse ; elle est due à un spasme respiratoire, à une fatigue des muscles inspirateurs et expirateurs, bien plus qu'à l'anémie ou à l'adénopathie trachéo-bronchique.

e) *Expectoration.* — A la période que nous considérons, l'expectoration est presque négative. Quand elle existe, elle est constituée par des crachats spumeux, aérés, mais peu abondants, ou alors, si la tuberculose débute par des lésions de broncho-pneumonie ou de pneumonie (1), l'expectoration est visqueuse, jaunâtre,

(1) Hunter Mackensie. *Le crachat.*

adhérente au fond du vase, quelquefois sanguinolente. Dans ce dernier cas seulement, l'examen des crachats peut déceler la présence des bacilles (1).

f) *Hémoptysie.* — C'est là un des symptômes les plus importants de la période de germination de la tuberculose. Si, en effet, comme l'observation nous le démontre, le « crachement de sang » est rare chez l'enfant, il n'en est pas de même chez l'adulte, où il se montre dans plus des 2/3 des cas. Or, la tuberculose des maîtres, malheureusement trop fréquente, rend ces quelques lignes indispensables.

L'hémoptysie peut apparaître d'emblée, brusquement, au milieu d'une santé en apparence parfaite. La congestion périturberculeuse et toutes les causes qui peuvent provoquer cette congestion la favorisent : le surmenage vocal (parfois intense chez le maître), les changements de température, le phénomène digestif, etc. L'hémoptysie est toujours constituée par la rupture d'un vaisseau dans les bronches : elle se traduit par un rejet de sang rouge, spumeux, rutilant, aéré... Mais elle ne présente pas toujours ces caractères : parfois, en effet, le malade ne rejette que quelques crachats sanguinolents.

La durée de l'hémoptysie est variable : parfois, elle s'arrête après quelques minutes, parfois après une demi-heure : elle peut reparaître plusieurs heures plus tard

(1) GRANCHER. *Maladies des voies respiratoires.*

ou les jours suivants. « Dans quelques cas, l'hémoptysie « est, d'emblée, très abondante. Le malade se met à « tousser, un liquide chaud lui monte à la gorge et le « sang jaillit en telle quantité que le tuberculeux n'a « pas l'air de cracher le sang, on dirait qu'il le « vomit (1). »

L'hémoptysie est généralement précédée d'oppression, de chaleur à la poitrine, de chatouillement laryngé et même d'épistaxis : souvent, cependant, elle survient sans prodrômes, sans avertissement, au grand effroi du malade.

Rarement, au début de la tuberculose, l'hémoptysie amène la mort par hémorragie : elle est du reste, à ce moment, moins abondante, que dans la période des cavernes.

Chez un malade hémoptysique, l'auscultation décèlera les signes objectifs suivants : râles muqueux, râles sous-crépitants et crépitants, qui sont transitoires et doivent être distingués des râles fins de la tuberculose proprement dite. On les constate surtout à la base, sans matité ni augmentation des vibrations thoraciques. Le pouls est accéléré et la tension artérielle diminuée.

Le médecin devra différencier l'hémoptysie de l'hématémèse et des hémorragies postérieures des fosses nasales. Il ne rentre pas dans le cadre de cet ouvrage

(1) Dieulafoy. *Path. Interne*. Tome I.

de faire ce diagnostic tout spécial : nous avons voulu le rappeler seulement.

*
* *

Tels sont, schématiquement exposés, les symptômes fonctionnels généraux et les symptômes fonctionnels respiratoires du début de la tuberculose. Cet exposé était, à coup sûr, nécessaire. — Mais combien est plus importante et plus utile l'étude des différents signes physiques, puisque leur constatation vient confirmer d'une façon définitive le diagnostic que les symptômes fonctionnels avaient déjà fait pressentir : c'est dans cet examen que va commencer le rôle véritable du médecin digne de ce nom.

II. — SIGNES PHYSIQUES DE LA TUBERCULOSE A LA PÉRIODE DE GERMINATION

Les quatre procédés classiques employés par les médecins en quête de signes objectifs sont les suivants : *Inspection*, *Palpation*, *Percussion*, *Auscultation*. L'examen du sang, des urines, les examens bioptiques et microbiologiques viennent s'ajouter à ceux-là et complètent l'ensemble des symptômes physiques, en fournissant à l'observateur un tableau complet de la maladie. Dans la majorité des cas, les procédés d'investigation clinique, bien conduits, suffisent amplement. Nous allons les examiner successivement.

Inspection. — Comme nous l'avons dit plus haut, le tuberculeux présente, à l'examen, un thorax amaigri, aux côtes saillantes. Les différents diamètres de la cage thoracique, surtout l'antéro-postérieur, sont aplatis. Les épaules projetées en avant, les clavicules enfoncées, la colonne vertébrale saillante, tout rappelle la déformation *scapulæ alatæ*.

L'état de la peau et le degré d'embonpoint attireront fatalement l'œil du médecin-inspecteur : la peau est cireuse, le tissu graisseux sous-cutané de la poitrine semble avoir fondu. Certains muscles, en particulier les intercostaux, sont atrophiés, et cette atrophie transforme les espaces intercostaux en gouttières profondes. Cet état de cachexie ne s'observe toutefois, au début de la tuberculose, que dans les cas de tuberculose aiguë, et rarement dans ceux de tuberculose pulmonaire chronique.

Plus intéressant sera l'examen du thorax, au point de vue des mouvements respiratoires, considérés dans leur nombre, leur rythme et leur amplitude. — Dans la tuberculose au début, la dyspnée se manifeste par une accélération dans les mouvements respiratoires, au point de les porter à 25, 30, 40, au lieu de 16 par minute, chiffre physiologique.

On observera rarement, à la période que nous examinons, une dissymétrie dans les mouvements respiratoires et dans la locomotion de la paroi thoracique, qui, à l'état normal est sensiblement égale à droite et à gauche. Cependant, dans quelques cas de pleurodynie, et sous l'influence du phénomène douloureux, la paroi thoracique sera immobilisée, et on remarquera parfois une diminution notable du murmure vésiculaire, sans lésions sous-jacentes.

Palpation. Percussion. — « Dans la tuberculose, la « recherche des vibrations est intéressante : toutefois, « on se ferait grandement illusion si l'on comptait sur « un pareil signe pour établir un diagnostic précoce. « Pendant tout le temps qui s'écoule entre l'éclosion « du premier tubercule et la période dite de conglomé- « ration, le fremitus vocal ne saurait être influencé « par l'altération sous-jacente, trop disséminée et « trop ténue (1). »

La palpation, c'est-à-dire la recherche du fremitus vocal ne sera pas d'un grand secours pour le clinicien. Il n'y a, en effet, exagération des vibrations que lorsque l'infiltration tuberculeuse a transformé le poumon en un bloc solide, ou lorsque des cavernes se sont produites. Donc, à la période qui nous occupe, le fremitus vocal sera sensiblement égal dans toutes les zones du poumon.

La percussion ne nous fournira pas, elle aussi, des éléments de diagnostic bien appréciables. De même que pour la palpation, en effet, on ne constate d'élévation de la tonalité (S +) qu'à la période de conglomération.

L'auscultation, en revanche, va nous apporter des renseignements d'une importance capitale.

Auscultation. — « Le malade sera ausculté debout si

(1) L. Faisans. Malad. des org. respiratoires, *Encycl. scientif.*, Léauté.

c'est possible, le dos appuyé contre un mur, les bras pendant le long du corps, la bouche entr'ouverte, le menton légèrement soulevé. Il doit respirer régulièrement, profondément, et à chaque respiration, vider sa poitrine par une large expiration, puis reprendre une inspiration régulière et profonde (1). »

Le médecin va se proposer le problème de *voir par l'oreille* (Grancher.) Il faut donc qu'au préalable, il ait présente à l'esprit la notion de ce qu'est le murmure physiologique.

A l'état normal l'inspiration est plus courte que l'expiration comme 1 est à 3 : en revanche, le bruit déterminé par le murmure vésiculaire correspondant est en relation inverse, c'est-à-dire que le bruit inspiratoire est rude et fort, alors que l'expiration, douce, moelleuse, est à peine sensible.

Le murmure vésiculaire, normalement, est régulier dans *son rythme*, c'est-à-dire que les deux temps se suivent à intervalles à peu près égaux, séparés l'un de l'autre par un court silence ; — musical dans *sa tonalité* : l'inspiration, d'après M. Prat, donne le « ré » de la corde libre du violon, et l'expiration, le « do » au-dessous, il y a donc une différence d'un ton entre les deux temps ; — doux et moelleux *dans son timbre*. (Laënnec le comparait au murmure d'un soufflet dont la soupape ne ferait aucun bruit) ; — enfin il est d'une intensité moyenne, variable du reste suivant les sujets : l'enfant, en parti-

(1) GRANCHER et BARBIER, *loc. cit.*

culier, a un murmure vésiculaire plus marqué que l'adulte (respiration puérile).

Signes physiques tirés de l'auscultation. — Les tubercules, dès le début de l'imprégnation, se développent, dans la grande majorité des cas aux sommets du poumon; on auscultera donc attentivement cette région, et en particulier les fosses *sous-claviculaires*, puis les fosses *sus-épineuses* : c'est, dit le professeur Grancher, dans la partie la plus externe de ces régions qu'il faudra porter son attention. *Aux bases*, en raison des lésions à distance provoquées par la tuberculose, on observera des signes de pleurésie sèche, de bronchite ou de congestion, alors que la zone pulmonaire séparant les sommets des bases sera indemne.

Les modifications du murmure respiratoire à l'auscultation, d'un intérêt diagnostique capital, seront les suivantes : Au lieu du murmure vésiculaire, doux, musical, moelleux, on constate une **inspiration rude et grave, respiration granuleuse** (Woillez), signe qui, s'il *est localisé* au sommet du poumon, s'il est *permanent* et *fixe*, sera de tout premier ordre.

Dans d'autres cas, la respiration sera saccadée, c'est-à-dire que le bruit respiratoire apparaîtra comme scindé en plusieurs temps, et comme coupé de petits silences. Les premiers auteurs qui, depuis Raciborski, ont étudié ce symptôme, l'ont considéré comme un signe de tuberculose, précoce et sûr (Bourgade, Hérard et Cornil, Peter). Potain, sans en vouloir diminuer l'importance, fait cependant remarquer que la respiration saccadée peut être déterminée par les battements cardiaques, par une contraction anormale des muscles respiratoires, par un point de pleurésie sèche ou une bronchite légère. Le professeur Grancher ne lui accorde de valeur, comme bon signe de début, que lorsqu'elle a les *caractères de fixité suffisants.* Plus souvent on notera un *affaiblissement du murmure vésiculaire* ou son *abolition totale.* Cette constatation, très importante, est un des meilleurs signes de début.

Le professeur Grancher conseille au médecin qui ausculte de faire momentanément abstraction de l'expiration, pour ne recueillir dans son oreille que les bruits de l'inspiration. « Il ausculte ainsi plusieurs inspira-« tions, à gauche par exemple, et, rapidement, en pro-« fitant d'une expiration, il porte son oreille sous la « clavicule droite et écarte l'inspiration qui suit celle « qu'il vient d'entendre. Il superpose ainsi deux sensa-« tions d'inspiration, gauche et droite et en note les « différences. Si l'une des deux est physiologique, et c'est « le cas à l'extrême début du mal, la différence éclate « et s'impose. Par exemple, le murmure est doux, moel-« leux à droite ; il est rude et bas à gauche » (Grancher).

Cette *rudesse à l'inspiration* va, au fur et à mesure de l'imprégnation tuberculeuse se transmettre à l'expiration qui, elle aussi, va devenir *rude et prolongée* et tendre à prendre la place prépondérante. La rudesse inspiratoire, elle, va se modifier : de grave, la tonalité devient aiguë et dépasse de deux ou trois tons celle de l'expiration ; en même temps « son timbre

« s'atténue et elle se transforme en une *inspiration* « *faible et haute*, si faible que, très souvent, elle cesse « d'être perceptible et que l'auscultation ne révèle plus « parfois qu'une expiration rude et prolongée (1) ». A ce moment, du reste, le malade a franchi la première étape et s'achemine vers la période de conglomération.

Tous ces signes, d'une grande délicatesse, seront, dans la pratique scolaire, rendus parfois très difficiles par le sujet lui-même qui, apeuré, inintelligent ou indocile ne saura pas respirer. Le devoir du médecin sera donc, tout d'abord, d'apprendre à son malade à respirer, les bras pendants, la bouche entr'ouverte, le menton légèrement soulevé. La respiration devra être régulière, profonde et à chaque respiration, le malade devra vider sa poitrine par une large expiration, pour reprendre une inspiration régulière et profonde. C'est là pour les petits élèves de nos écoles, une véritable éducation que des visites médicales fréquentes pourront seules établir.

Les signes objectifs tirés de l'auscultation des bases, moins importants, seront généralement dus à l'adénopathie trachéo-bronchique provoquant une congestion légère des bases. On notera, parfois, avec une légère submatité à la percussion, une respiration anormale, qui sera rude et grave, entremêlée, aux deux temps, de sibilances et de ronflances, rarement de râles sous-crépitants.

---

(1) GRANCHER, *loc. cit.*, page 628.

Signes physiques indirects. a) *Adénopathie trachéo-bronchique.* — Le bacille de Koch suivant la voie des lymphatiques, l'adénopathie trachéo-bronchique se développe, dans la majorité des cas, à l'extrême début du mal, alors même que les poumons sont indemnes de toute lésion. Ce fait est d'observation courante chez les enfants. La découverte de l'adénopathie tuberculeuse a donc une grande valeur diagnostique, puisqu'elle permet d'affirmer l'existence d'une tuberculose qui n'est pas encore déclarée.

Nous n'énumérerons pas ici les symptômes classiques de l'adénopathie trachéo-bronchique : ce serait sortir de la question. Bornons-nous toutefois à signaler les principaux, ceux qu'on peut rencontrer, en totalité ou en partie, tout au début de la tuberculose.

Il s'agira surtout de phénomènes de compression dans le médiastin — compression des veines : veine cave supérieure, grande veine azygos, veines pulmonaires — s'accompagnant de bouffissure du visage, de cyanose, d'œdème des membres inférieurs, d'œdème pulmonaire, — compression de l'artère pulmonaire, de la trachée et des bronches, produisant une dyspnée habituelle qui s'exagère pendant les jeux, et parfois un sifflement inspiratoire (cornage broncho-trachéal d'Empis) — compression des nerfs : pneumogastrique — toux spasmodique, sèche, pénible, quinteuse, toux coqueluchoïde, vomissements — récurrent : spasme glottique — phrénique : spasme de l'œsophage avec dysphagie permanente.

Tous ces éléments de diagnostic positif, que nous résumons ici, attirent suffisamment l'attention de l'observateur. Dans ce cas, le professeur Grancher mentionne la valeur énorme de l'examen radiographique du thorax qui révèle, dit-il, l'extrême fréquence des tuberculoses ganglionnaires. Sur 124 malades examinés à ce point de vue par Kelsch et Boisson, 18 avaient une adénopathie bronchique unilatérale, 22 une adénopathie bilatérale.

Malheureusement — hâtons-nous de le dire — cet examen radiographique ne sera guère possible à l'école primaire : une installation radiographique, en effet, nécessiterait des subventions énormes de l'Etat et des communes. Les jeunes élèves des grandes villes pourraient être conduits, munis de leur fiche de santé, dans les hôpitaux ou les cliniques, et le résultat de l'examen serait noté sur leur fiche. Mais les élèves des écoles de province ne pourraient bénéficier de cette faveur. — Il est vrai que dans la majorité des cas, la recherche des signes physiques et fonctionnels que nous avons énumérés dans le cours du présent chapitre, suffisent amplement à porter un diagnostic précoce de tuberculose.

b) *Pleurésies*. La plèvre peut, elle aussi, comme les ganglions trachéo-bronchiques, être envahie primitivement par le bacille de Koch, avant le début de toute lésion tuberculeuse pulmonaire. Parfois le bacille infecte la plèvre en même temps que le poumon (pleurésie tuberculeuse contemporaine).

Le schéma classique du professeur Grancher

S +
V +
R +

(sonorité tympanique à la percussion, augmentation des vibrations thoraciques, respiration puérile, supplémentaire) devra toujours être présent à l'esprit de l'observateur qui se rappellera la phrase de Grancher : « D'un diagnostic facile et précoce, la pleurésie a une grande importance dans la symptomatologie de la tuberculose au début. »

Autres éléments de diagnostic. L'expectoration, à cette période, sera négative : il n'y a pas de bacilles dans les crachats.

L'emploi de la tuberculine est impraticable à cause des lésions généralisées qu'elle peut provoquer.

Quant aux rayons Rœntgen, inutilisables à l'école primaire à cause du manque de crédits, ils seraient cependant d'une réelle utilité. Voici, d'après Kelsch et Boisson, ce qu'on pourrait constater chez le tuberculeux au début : 1° la diminution de la transparence normale du poumon ; 2° une moindre étendue de l'image pulmonaire du côté malade ; 3° une diminution de l'incursion du diaphragme du même côté.

Nous ne parlerons que pour mémoire d'un procédé nouveau d'investigation : l'*ophtalmo-réaction*, dont les résultats pratiques, très discutés, n'ont pas donné ce qu'on était en droit d'en attendre.

III. — DIAGNOSTIC DE LA TUBERCULOSE A LA PÉRIODE DE GERMINATION

Tout sujet jeune qui perd ses forces, qui pâlit, qui maigrit, s'essouffle facilement et *sans qu'une cause connue de ces états existe*, est un tuberculeux (Grancher).

La thermométrie journalière, les pesées à époques fixes, le coefficient d'élimination urinaire, l'examen du sang et l'ensemble des faits énumérés plus haut, fourniront au médecin un tel schéma clinique qu'un diagnostic de certitude s'imposera à son esprit.

Les antécédents du sujet, l'alcoolisme chez les parents, des cas de contagion familiale, seront autant de facteurs importants dont le médecin devra tenir compte.

Il se rappellera, enfin, que parmi les symptômes fonctionnels, les plus importants, très souvent considérés à tort comme idiopathiques, ne sont que des symptômes de l'infection au début (fièvre, amaigrissement, dyspepsie, anémie, neurasthénie).

CONCLUSIONS

1° Rendre les visites médicales effectives, et pour cela, en augmenter la fréquence, en subventionnant davantage le corps des médecins-inspecteurs.

2° Les places des médecins-inspecteurs des Ecoles seront données au concours sur titre : le futur médecin-inspecteur des Ecoles devra justifier d'un stage dans un hôpital d'enfants et s'être spécialisé, par des travaux, dans l'hygiène infantile scolaire.

3° L'enfant aura sa fiche sanitaire sur laquelle sera mentionnée ses « hérédités », ses antécédents personnels, son état physiologique ou pathologique actuel.

4° Le médecin saura examiner consciencieusement et d'une façon approfondie ses petits malades :

Il se rappellera que l'*anémie*, l'*amaigrissement*, la *fièvre*, la *dyspepsie*, l'*hémoptysie* sont des symptômes fonctionnels d'une importance capitale, qui doivent être complétés par la recherche des signes physiques.

5° L'inspiration rude et grave, la respiration granuleuse de Woillez, l'affaiblissement du murmure vésiculaire ou son abolition totale, l'adénopathie trachéo-bronchique, les pleurésies primitives, sont autant de signes certains qui permettent d'établir un diagnostic précoce de tuberculose.

L'ouvrage purement scolaire l'*Hygiène dans les examens primaires* contient les devoirs d'élèves se rapportant à ce chapitre.

CHAPITRE V

LA THÉRAPEUTIQUE PRÉVENTIVE DE LA TUBERCULOSE DANS LES ÉCOLES PRIMAIRES. — TRAITEMENT DE LA TUBERCULOSE A LA PÉRIODE DE GERMINATION. — CONDUITE A TENIR.

I. — L'Alcoolisme. — L'Horaire des classes. — Le Surmenage. — La Propreté corporelle. — Les Bains-Douches. — La Gymnastique respiratoire. — Nécessité des Crachoirs dans les salles de classe.

II. — Notions thérapeutiques élémentaires. — Les Médicaments et l'Hygiène du Tuberculeux : Suralimentation. Repos. Cure d'air. Les Colonies sanatoria et la Mutualité scolaire.

Des flots d'encre ont coulé sur la redoutable intoxication qu'est l'alcoolisme. Depuis de nombreuses années, les médecins ont établi d'une façon positive le rapport existant entre l'alcoolisme et le développement de la tuberculose.

Des statistiques fournies par les hôpitaux de Paris, ou par des médecins, dans leur clientèle privée, ont montré, hélas ! trop clairement, que les alcooliques, soit par eux-mêmes, soit dans leur descendance, payaient au fléau un lourd tribut, puisque sur 100 tuberculeux, 70 sont alcooliques ou fils d'alcooliques.

La prophylaxie — à point de départ un peu éloigné, c'est vrai — de l'horrible mal, sera donc en partie sérieuse et efficace, quand on aura commencé par instruire les masses du danger des alcools inconsidérément absorbés et quand on aura diminué le nombre des cafés, brasseries, débits et autres. Dans les quartiers populeux (Belleville, Clignancourt, Montrouge, Plaisance) chaque maison a son débit, les commerçants cumulent différents emplois. Il est d'observation courante, par exemple, que certains crémiers, épiciers, marchands de bois ou de charbon, se doublent dans l'arrière-boutique, d'un comptoir où l'on déguste le « petit bleu » traditionnel et autres alcools de marque.

Mais tant de causes d'une utilité contestable, s'opposent à la réglementation ou à la suppression des débits !

Si les débits de vin n'existaient plus, où donc se recruteraient les agences électorales ? Où trouverait-on des voix pour nos futurs députés ? La question, de ce fait, paraît insoluble ; le député qui fait les lois, ne peut décemment pas, une fois nommé, supprimer le « mastroquet » qui a fait sa fortune politique.

Cet état de choses est déplorable, et jusqu'à nouvel ordre, nous n'y voyons guère de remède efficace. Il faudra cependant multiplier, dans les enseignements ou cours post-scolaires, les leçons d'hygiène sociale et individuelle ; ces leçons seront faites soit par le médecin-inspecteur des écoles, soit par l'instituteur; tous deux y commenteront la phrase du professeur Landouzy : « L'alcool fait le lit de la tuberculose » ou celle du professeur Hayem : « La phtisie se prend sur le zinc. »

* * *

Cette redoutable question de l'alcoolisme, que nous ne faisons qu'ébaucher ici, devra être suivie de l'étude de quelques points de détail, dont l'importance vraie, au point de vue du traitement prophylactique de la tuberculose, n'échappera ni au médecin ni au pédagogue.

a) *Horaire. Emploi du temps.* — Javal, dans son rapport sur l'hygiène des écoles primaires, considérait que six heures de travail dans les classes élémentaires était un maximum qui ne devait pas être dépassé.

Pour les enfants de 5 à 6 ans, le règlement général défend avec raison de dépasser 3 heures de classe par jour, et plus d'un quart d'heure de travail suivi. Il est inutile de faire de petits prodiges et nous sommes d'avis, avec Langlois, qu'avant 6 ans, un enfant n'a pas besoin de savoir lire.

En hiver, le travail du soir équivaut à peu près à celui de la matinée, mais à l'époque des grandes chaleurs, il est irrationnel de demander à l'enfant la même application, le même effort que dans la matinée.

L'après-midi, la fatigue cérébrale est déjà sérieuse. Ajoutez à cela le ralentissement intellectuel causé par la digestion qui se fait, et l'on comprendra qu'avec les grandes chaleurs, le cerveau refuse de travailler. L'instituteur fait son cours, expose sa leçon, interroge, multiplie en vain son activité, l'enfant ne l'écoute plus. Il fait sa sieste, les yeux ouverts. Dans la matinée même, parfois, vers la fin de la classe, la lassitude l'envahit.

Ne serait-il pas utile, surtout dans les longs jours, au moment de la canicule, de modifier l'horaire des classes, au point de vue des heures d'entrée et de sortie ? Ou alors, de préparer l'horaire, de façon que les « forts enseignements » soient donnés le matin? — On consacrerait l'après-midi à des exercices de second ordre entrecoupés de repos, de récréations, de promenades au bois voisin, pour la campagne — et, pour la ville, à l'ombre des arbres du parc entourant chaque école nouveau-style.

Surmenage. — L'exagération des programmes a une tendance très nette à amener chez les enfants, un état d'épuisement intellectuel et physique qui a vivement préoccupé tous les hygiénistes. Avec les générations nouvelles, en voie de dégénérescence pour de multiples causes, avec asthénie nerveuse héréditaire, le surmenage est beaucoup plus sensible.

« Chez les enfants, les temps de repos doivent être « assez nombreux pour que la fatigue cérébrale n'at« teigne jamais la mesure où l'attention commence à « faiblir, et assez courts pour ne pas surexciter la cir« culation au point de rendre difficile la reprise du « travail (Langlois) ».

Mosso, qui a fait des études toutes spéciales et très

approfondies sur la fatigue intellectuelle a bien observé les phénomènes de l'attention et ses conditions physiques. Il a montré combien est longue la période de repos nécessaire pour reconstituer les forces du corps, quand la fatigue a été jusqu'au degré d'épuisement.

Les récréations seront donc suffisamment longues, les séances de gymnastique et de gymnastique respiratoire fréquentes, les caravanes scolaires avec séjour d'une journée tout entière en dehors de l'école, suffisamment rapprochées pour permettre à l'enfant de développer normalement ses jeunes poumons. — Nous avons insisté longuement et à sa place, sur la question des cantines scolaires. Rappelons ici qu'elles devraient se généraliser aux écoles primaires et n'être pas réservées exclusivement à la « Maternelle ». Beaucoup d'enfants indigents y trouveraient une nourriture plus substantielle que celle qu'ils reçoivent à la maison. — Elles seraient subventionnées par la Commune ou par l'Etat.

Propreté corporelle. Bains-Douches. — On veillera d'une façon particulièrement attentive à la propreté corporelle ; nous avons suffisamment insisté à ce sujet dans le chapitre : *Hygiène de l'Enfant*. Nous y ajouterons quelques mots.

Il serait de toute utilité d'installer dans l'Ecole, telle que nous la rêvons — une salle de bains-douches où les élèves se rendraient fréquemment, 2 ou 3 fois par semaine, par exemple, et où seraient nécessairement envoyés à leur entrée en classe, les petits malpropres, aux téguments chargés de poussières et de micro-organismes. — La toilette du matin, est, en effet, toujours des plus sommaires : le temps est très limité, on n'insiste nullement sur la nécessité des soins à donner à la bouche, au corps entier; sous prétexte d'une pudeur ridicule, on limite les lavages à la tête et aux mains.

La bouche et les dents seront l'objet de soins particuliers. Nous ne pouvons mieux faire, à ce propos, que de rapporter ici les sages prescriptions données par M. Doumergue, ministre de l'Instruction publique, dans sa circulaire du 23 mars 1908 :

En ce qui concerne les soins à donner à la bouche, dit M. le Ministre, les dents doivent être très attentivement nettoyées, sinon après chaque repas — ce qui serait l'idéal — du moins deux fois par jour, le matin après le lever et surtout le soir après le souper. Il est à remarquer que les légumes et, d'une manière générale, les aliments renfermant de l'amidon ou du sucre, tels que le pain, la pomme de terre, le riz, les matières sucrées, en particulier celles qui adhèrent aux dents, sont bien plus nuisibles que la viande, non seulement parce que ces aliments se divisent en particules très fines qui s'insinuent dans les interstices ou dans les cavités dentaires, mais parce qu'ils attaquent les dents, après s'être transformés en matières acides. Or, c'est pendant la nuit que cette transformation peut s'opérer le plus à loisir et qu'elle s'exerce, par conséquent, de la manière la plus nocive. Il est donc de toute nécessité que la bouche soit nettoyée, ou tout au moins soigneusement rincée avant le coucher, et qu'après le dernier nettoyage de la journée on s'abstienne de prendre aucun nouvel aliment.

Pour le nettoyage des dents, il est préférable d'employer une brosse très dure qui sera elle-même soigneusement nettoyée après chaque utilisation et conservée à l'abri de la poussière et des contacts douteux, dans un étui de verre, par exemple. Autant que possible, on se servira d'une brosse dont les soies seront allongées à l'extrémité, cette disposition permettant à la brosse d'atteindre plus sûrement la surface postérieure des dents de sagesse et les parois internes de toutes les dents.

Le brossage aura lieu dans tous les sens, sur toutes les faces, c'est-à-dire en arrière et au fond comme en avant, sans qu'on craigne de frotter vigoureusement les gencives et même de les faire saigner. Pour que le nettoyage des interstices des dents soit efficace, il importe que le brossage soit pratiqué très attentivement de bas en haut et de haut en bas, c'est-à-dire perpendiculairement aux gencives. Les particules d'aliments qui, logées entre les dents, résisteraient à l'action de la brosse, devront être enlevées au moyen d'un cure-dents en plume d'oie ou d'un fil de soie qu'on passera entre les dents.

L'eau pure bouillie, le bicarbonate de soude, la craie préparée, ou un mélange des deux à parties égales sont particulièrement recommandés pour le nettoyage des dents. Des savonnages énergiques (au savon blanc) des dents et des gencives, suivis d'un rinçage à l'eau bouillie, boriquée si possible, peuvent être également employés.

Dans le cas où la bouche suppure par quelque point, en outre du brossage avec une des solutions qui viennent d'être indiquées, des bains de bouche, avec une solution antiseptique, répétés plusieurs fois par jour, s'il est nécessaire, auront un effet utile. La formule suivante est donnée à titre d'indication :

Acide phénique, 5 grammes : alcool, 10 grammes, dans un litre d'eau bouillie.

*
* *

Dans quelques lycées, il existe des salles de bains. Le lycée Montaigne, un des premiers, a installé, il y a quelques années déjà, une salle de bains-douches. « L'eau arrive par une pomme d'arrosoir inclinée

« obliquement ; il est bon, en effet, que la direction « ne soit ni horizontale, ni verticale. La température « de 30° paraît être la plus favorable, 5 à 10 grammes « de savon de Marseille suffisent pour amener un net- « toyage suffisant. » (Langlois.)

Cette tentative aurait dû se généraliser à tous les établissements scolaires sans exception.

Gymnastique respiratoire. -- Les mouvements destinés à renforcer les muscles inspirateurs et expirateurs, à élargir la cage thoracique dans ses différents diamètres, et de ce fait, à augmenter la capacité pulmonaire, seront exécutés avec ou sans appareils. Disons-le de suite : les mouvements exécutés sans appareils auront une plus heureuse influence sur le jeu des poumons et sur le développement physique de l'enfant, que les mouvements exécutés avec appareils.

I. **Sans appareils.** — Ce sont les suivants :

DECUBITUS DORSAL. — L'enfant est couché, les talons joints, les épaules au même niveau, la tête droite, les bras étendus le long du corps, en supination complète, en arrière, en développant la poitrine.

Bras. — Les bras seront placés le long du corps, en supination, puis en croix, puis élevés sur les côtés de la tête aussi tendus que possible, touchant les oreilles (respirer dans chaque attitude).

Jambes. — Les lever l'une après l'autre jusqu'à la verticale, puis les écarter transversalement.

Tête. — On fera exécuter à la tête des mouvements de rotation jusqu'à ce que la joue atteigne le sol. -- On la fléchira jusqu'au menton, puis on la ramènera lentement à la position de repos.

Tronc. — Le dos étant droit, la tête étendue, on cherche à s'asseoir, sans s'aider des bras : on se recouchera ensuite très lentement, sans arrondir le dos.

Decubitus ventral. — L'enfant cherchera à se soulever, — les bras étant fortement tendus — et à exécuter différents exercices de natation.

Station debout. — L'enfant, le dos appuyé contre un mur, exécutera différents mouvements des bras et des jambes.

Il fléchira le tronc, les bras tendus appliqués sur les côtés de la tête tenue bien droite.

Il s'accroupira, les bras tendus horizontalement et en avant et se relèvera en laissant tomber les bras.

Il fléchira le tronc en avant, en arrière et latéralement, les mains posées sur les hanches.

II. **Avec appareils.** — Le meilleur des appareils de gymnastique respiratoire est, sans contredit, l'appareil à extension active. Nous ne préconisons aucune marque, on le comprendra facilement.

*
* *

A cette énumération des différents moyens de remédier pratiquement au développement du mal, nous ajouterons un point essentiel, capital ; — celui-là vise directement le fléau dans ce qu'il a de plus contagieux, et, partant, de plus dangereux : le crachat.

C'est par le crachat, en effet, que le tuberculeux rejette au dehors les germes qui contaminent. — Le crachat se dessèche, et, au moindre souffle du vent, les poussières qui le constituent se répandent dans l'atmosphère et peuvent être inhalées par des personnes en état de réceptivité, qui de ce fait, deviennent tuberculeuses.

On se représente facilement, dans ces conditions, quel foyer d'infection redoutable peut devenir une salle de classe où toussent et crachent une vingtaine de petits malades qui se contaminent réciproquement.

Les crachoirs s'imposent, de toute nécessité. Les crachoirs sur pied, employés dans les hôpitaux, avec une solution phéniquée à 1/1000e, seront les préférés, — ou mieux avec une solution de sulfate de cuivre à 7 grammes par litre, ou de sublimé à 1/1000e (à cause de l'odeur).

Si les crachoirs reposent sur le sol, ils seront remplis de sciure humide, imbibée abondamment d'une solution de sublimé à 1/1000e, mais jamais de matières sèches et pulvérulentes qui hâtent la dessication des crachats et les rendent plus rapidement dangereux.

Le contenu des crachoirs sera jeté dans les water-closets, et, auparavant, on le soumettra à l'ébullition, avec une cuillerée à café de soude, par litre d'eau.

Les jeunes élèves toussant et crachant devront recevoir une éducation spéciale. On leur recommandera de ne jamais cracher sur le sol et d'utiliser les crachoirs, qui seront, du reste, abondamment répartis, dans chaque bâtiment scolaire : dans le vestibule (de 4 à 10), dans les cours pavées, dans chaque salle de classe, le long des murs (de 5 à 10).

Ce néanmoins, la désinfection des locaux sera assurée au moins une fois par mois. On y procédera de deux façons : soit par la combustion du soufre, soit par l'emploi de l'eau de Javel.

On fait brûler par mètre cube 25 grammes de soufre concassé et arrosé d'alcool. Les portes sont hermétiquement closes.

Ce procédé, d'une grande efficacité, présente toutefois un léger inconvénient. Les objets métalliques, si l'on ne prend pas la précaution de les graisser avec de la vaseline ou de l'axonge, peuvent être attaqués par le gaz sulfureux.

L'eau de Javel ordinaire du commerce, même étendue au vingtième, est une solution très puissante contre le bacille de Koch. On s'en servira très avantageusement pour tremper le linge, laver les meubles, les parquets, les murs.

*
* *

Telles sont les notions d'hygiène préventive de la tuberculose que nous tenions à exposer avant de passer outre. Les médecins-inspecteurs des écoles devront veiller à ce qu'elles soient scrupuleusement observées. Par des conférences bimensuelles faites aux directeurs, directrices, ou aux grands élèves, ils établiront, en outre, les besoins de l'hygiène scolaire actuelle ; ils exposeront, avec force détails, l'étude des maladies épidémiques et contagieuses qui peuvent atteindre la première enfance (étiologie, symptomatologie, traitement), et ils indiqueront les mesures préventives à prendre en présence de telle ou telle affection.

Ce faisant, ils se réhabiliteront certainement à leurs propres yeux.

*
* *

Le traitement de la tuberculose à la période de germination. — Nous allons maintenant esquisser dans ses grandes lignes ce qui, à l'heure actuelle, constitue le traitement de la tuberculose ; nous n'insisterons, naturellement, que sur les différents *modus faciendi* d'une efficacité scientifiquement démontrée.

Le « Traitement », n'a évidemment rien de *spécifique*, puisque le fléau n'a pu être vaincu et que le sérum antituberculeux est encore à trouver. Il sera seulement rationnel et fournira au médecin-inspecteur tous les éléments dont dispose la science pour lutter avantageusement contre l'infection d'une part, contre la débilité constitutionnelle d'autre part. Le médecin-inspecteur aura donc toujours présentes à l'esprit les quelques pages qui vont suivre.

La Tuberculose est la plus curable de toutes les maladies chroniques (Grancher). Cette vérité s'impose à l'esprit lorsqu'on considère la quantité innombrable d'autopsies de sujets morts de telle ou telle affection, chez qui l'on rencontre des lésions tuberculeuses pulmonaires complètement cicatrisées. C'est là une notion essentielle et il importe que le médecin se pénètre bien de ce fait, pour faire partager au malade et à son entourage la conviction de cette curabilité. Il faut aussi qu'il soit bien persuadé que la tuberculose comme toutes les infections, en général, du reste, emporte les faibles, mais respecte les forts.

A la période de germination, le médecin-inspecteur des écoles, — indépendamment de la cure par les agents physiques, cure que nous exposerons plus loin — se rappellera que les seuls médicaments en vigueur sont les suivants :

L'Huile de foie de morue. Elle jouit, à juste titre, d'une réputation méritée. Facilement assimilable, elle renferme, en plus de l'oléine et de la margarine, des composés phosphorés, des acides biliaires et des alcaloïdes isolés par Gauthier et Mourgues. Ces alcaloïdes (morrhuine, butylamine, amylamine) excitent l'appétit et stimulent les fonctions de la nutrition.

Ses bons effets ne tardent pas à se faire sentir : le poids et les forces augmentent, l'état général s'améliore. Mais pour que l'huile de foie de morue soit réellement utile, il faut qu'elle soit prise pendant longtemps et à dose suffisante, c'est-à-dire à la dose de 5 à 6 cuillerées à soupe par jour.

L'Arsenic. L'Arsenic élève le nombre des globules rouges et exerce une action trophique certaine, par l'intermédiaire du système nerveux.

Au bout de quelques semaines de traitement, on

constate une stimulation très nette de l'appétit, une augmentation du poids, et une assimilation meilleure des aliments absorbés.

Par la voie buccale, il présente, cependant, deux graves inconvénients : des phénomènes de gastralgie ou de diarrhée, signes certains d'intolérance, qui lui ont fait préférer les composés arsenicaux organiques, tels que le cacodylate de soude, le méthylarsinate disodique.

On pourra faire usage des granules de Dioscoride contenant chacun 1 milligramme d'acide arsénieux : on commence par 2 granules et l'on augmente progressivement jusqu'à 8 (à partir de 10 ans).

Gaston Lyon l'associe à la noix vomique et préconise la formule suivante :

Liqueur de Fowler.	1 gr.
Teinture de noix vomique. . . .	2 —
Sirop de gentiane.	300 cent. cubes.

Une cuillerée à soupe au début des deux principaux repas.

Les composés arsenicaux organiques, le cacodylate de soude et le méthylarsinate disodique, dont l'introduction en thérapeutique est due au professeur Armand Gautier ont aujourd'hui détrôné l'arsenic minéral.

Sous leur influence, on constate une augmentation des globules blancs et notamment des polynucléaires : les oxydations et la lutte phagocytaire sont donc incitées d'une façon très active. D'après le professeur Armand Gautier, l'arsenic serait fixé à l'état de nucléine, jouant, dans les noyaux cellulaires un rôle analogue à celui du phosphore. La Tuberculose, d'après le savant professeur, aurait comme conséquence, de déterminer dans l'organisme des sujets prédisposés, une anémie arsenicale.

Le cacodylate de soude, administré par la voie buccale, peut déterminer une albuminurie transitoire, et occasionner des troubles digestifs tels que : douleurs épigastriques, anorexies, diarrhée. En outre, l'haleine du malade répand une odeur alliacée, parfois intolérable.

Le cacodylate de soude sera donc de préférence injecté sous la peau, pour éviter toute cause d'intolérance.

La formule d'Armand Gautier est généralement employée :

Cacodylate de soude . . . . 6,40 centigrammes.
Alcool phéniqué (au 10°) . . . X gouttes.
Eau distillée et stérilisée . . . 100 centigrammes.
(A conserver dans un flacon de couleur, bouché à l'émeri.)

La dose moyenne adoptée est de 0,05 centigr. par jour. Chez l'enfant on peut employer une dose de 0,01 centigr. par année (à partir de 2 ans).

Cliniquement, les bons effets du cacodylate de soude se feront surtout sentir tout au début de la tuberculose, à la période de germination, au moment où l'anémie tuberculeuse commence à se manifester : — « Ces effets se traduisent par une sensation de vigueur,

« de renaissance des forces, par un relèvement corré-
« latif de l'appétit, et par suite, du poids ; le teint se
« colore ; dans certains cas, les règles réapparaissent et
« deviennent plus abondantes ; les sueurs diminuent
« ou cessent complètement de se produire. Quant à la
« température, elle diminue et tombe chez certains
« malades (1). »

Le méthylarsinate disodique (arrhénal) est habituellement bien toléré par la voie buccale, mieux que le cacodylate de soude qui — comme nous venons de le dire — est presque entièrement employé par la voie hypodermique.

Cependant, même à la dose thérapeutique habituelle de 0,05 centigr. par jour, il a parfois amené des accidents congestifs et de légères élévations de température ; les cardiaques et les malades sujets aux hémorragies intestinales et pulmonaires le supportent mal.

Les résultats observés ont été les suivants : augmenation du taux de l'hémoglobine, des hématies et des grands leucocytes mononucléaires.

Les doses seront moindres que pour le cacodylate de soude. On l'administrera, soit sous la forme pilulaire, soit mieux, sous la forme de gouttes :

Méthylarsinate disodique . . .	1 gramme.
Eau distillée	20 —

VI à XX gouttes par jour.

(1) Gaston Lyon *Traité élémentaire de Clinique thérapeutique*. Masson, édit. 1905.

Les injections hypodermiques seront faites chaque jour, à la dose de 0,05 centigrammes, pendant un certain laps de temps, dix jours par exemple, suivi d'une suspension de traitement, d'égale durée.

Iode et Iodures. Introduits depuis longtemps déjà en thérapeutique sous différentes formes : (sirop d'iodure de fer, sirop de raifort iodé, sirop iodo-tannique) les iodes et iodures n'ont donné de bons résultats que dans les cas de scrofulo-tuberculose, avec adénites, adénopathie trachéo-bronchique. Dans les cas de tuberculose ouverte, ils ne sont pas sans danger : ils peuvent déterminer des troubles congestifs et faire apparaître l'hémoptysie.

Voici deux excellentes formules de Legendre pour enfants scrofulo-tuberculeux de 3 à 8 ans :

Iodure de potassium . . . . . . Teinture d'iode.	} ââ 1 gr.
Sirop antiscorbutique . . . . . — de quinquina.	} ââ 125 gr.

Une à deux cuillerées à café par jour.

Et :

Teinture d'iode.	6 grammes.
Iodure de sodium.	15 —
Sirop de gentiane.	200 —
Vin de Banyuls Q. S. pour. . .	1 litre

Une cuillerée à soupe de ce vin au milieu des deux principaux repas.

Le phosphore. — La Médication phosphorée organiques. Les tuberculeux ont une déperdition phosphorée intense. (Professeurs J. Teissier, Daremberg.) Il était donc rationnel de penser à la médication phosphorée dans les cas de tuberculose. Malheureusement les phosphates (phosphate acide soluble et phosphate tricalcique insoluble) en raison de leur peu d'assimilation, ne donnèrent que des résultats médiocres. Les hypophosphites leur furent préférés et sont encore prescrits actuellement par un grand nombre de médecins, comme étant fixés dans l'économie et ayant, par conséquent, une action certaine.

L'hypophosphite de chaux s'emploie à la dose de 10 à 50 centigrammes par jour en sirop.

Mais la médication phosphorée ne prit un essor nouveau qu'avec les composés organiques du phosphore, tels que la lécithine (combinaison de l'acide glycérophosphorique avec de la choline et deux molécules d'acide stéarique ($C^{44}H^{90}O^{9}PAz$), graisse phosphorée qui fut expérimentée en premier lieu. (Danilewski, Acad. des Sciences 1895 et 1896. Serono, 1897. Desgrez, Gilbert et Fournier, Claude et Zaky 1900-1901.)

La lécithine utilisée en thérapeutique est tirée du jaune d'œuf qui en contient 6,80 p. 100.

Elle a donné d'excellents et d'indéniables résultats dans la tuberculose pulmonaire chronique : elle détermine nettement une augmentation de l'appétit, un accroissement du poids et des forces. Mais c'est surtout au début du mal, que ses bons effets se sont le plus manifestés : dans presque tous les cas, on a constaté une diminution plus ou moins notable de la phosphaturie. La lécithine agit non pas comme spécifique de la tuberculose, mais comme médicament à action pharmacodynamique.

Elle présente toutefois un léger inconvénient, qui tient à sa richesse relativement faible en phosphore : voulant influencer la nutrition phosphorée, qui équivaut, comme on le sait à 2 grammes d'acide phosphorique en moyenne par jour, les thérapeutes sont contraints de donner à leurs malades 3 et 4 grammes, et même plus de lécithine (4 p. 100 de phosphore) par 24 heures.

Or le médicament, dans la pratique courante, est prescrit à des doses réellement insuffisantes : au moment de chaque repas, une pilule de 50 centigrammes, chez l'adulte, et chez l'enfant : 20 à 30 centigrammes seulement.

L'Acide anhydro-oxyméthylène diphosphorique et ses sels (1). Ce peu de richesse en phosphore — seule cause de tout le mal — devait faire faire de nouvelles recherches. Une autre combinaison organique du phosphore était à trouver. Dans une thèse récente, l'un de nous (2) s'est adressé à un nouveau produit phosphoorganique dont l'étude expérimentale et clinique a démontré l'évidente supériorité :

(1) Voir Gilbert et Posternack. *La médication phosphorée organique : monogr. cliniques.*

(2) Dr Sécheret, *Th. de Paris*, 1904. *De l'Acide anhydro-oxyméthylène diphosphorique. Etude thérapeutique et clinique.*

L'Acide anhydro-oxyméthylène diphosphorique. — Extrait par Posternak en 1900, de la matière de réserve des plantes vertes, l'acide anhydro-oxyméthylène-diphosphorique

$$\left(O < \begin{array}{l} CH < \begin{array}{l} H \\ O.PO(OH)^2 \end{array} \\ CH < \begin{array}{l} O.PO(OH)^2 \\ H \end{array} \end{array} \right)$$

doit être placé au premier rang des composés phospho-organiques les plus riches en phosphore. (Teneur en phosphore de l'acide libre : (26,08 p. 100.), Un gramme de cette substance correspond au point de vue physiologique et thérapeutique à 6 gr. 5 de lécithine, à 31 gr. de caséine de lait, à 27 gr. de vitelline.

Les sels de l'acide anhydro-oxyméthylène diphosphorique ont un double rôle :

1° Ils apportent à l'organisme des matériaux phosrés et augmentent ainsi les réserves ;

2° Ils ont une action pharmaco-dynamique très active ; excitateurs de la nutrition intime des tissus et des cellules, ils augmentent l'élimination azotée.

C'est surtout ce dernier effet qui nous a paru des plus constants, que nous avons poursuivi dans différents états pathologiques. Il s'est manifesté par une augmentation de l'appétit, un relèvement des forces, un accroissement du poids du corps et une élévation du nombre des globules rouges et de la richesse globulaire.

Dans la tuberculose pulmonaire chronique, surtout au début, à la période de germination et à la 1re période, ce médicament a donné d'excellents résultats (1). Les sels de l'acide anhydro-oxyméthylène diphosphorique devront donc être employés au même titre que la lécithine, avec cette différence toutefois, que l'action sera plus manifeste avec des doses infiniment moindres.

Voici la posologie de ce médicament :

1 gramme par jour (0,50 centig. avant chaque repas) soit sous forme de cachets, soit en poudre prise dans une cuillerée à soupe de bouillon, lait, etc., — pendant une semaine. — On suspend la médication pendant la semaine suivante et l'on reprend. Une cure de 3 à 6 mois est, pour le moins, nécessaire.

Tannin. En 1887, MM. Raymonnet et Arthaut, ayant inoculé des lapins avec des produits tuberculeux, constatèrent que l'absorption du tannin avait empêché, chez ces animaux, l'évolution de la tuberculose. — D'où son application en thérapeutique.

On prend le tannin à la dose de 0,25 centigr. à 2 gr. par jour, sous forme de pilules, sirop, cachets, vins. Voici une formule d'Arthaut :

Tannin à l'alcool	20 grammes.
Glycérine.	150 —
Alcool.	50 —
Vin de Banyuls	800 —

Un verre à Bordeaux après chaque repas.

(1) Voir : thèse du Dr Sécheret, ci-dessus mentionnée. Observations XX, XXI, XXII, XXIII, XXIV, XXV, XXVI, XXIX, et conclusions : pages 126, 127.

Les cachets suivants pourront être prescrits :

Glycéro-phosphate de chaux . 0,20 centigrammes.
Tannin . . . . } ââ 0,10 —
Extrait de quinquina. . }
Un cachet au milieu de chaque repas.

Enfin, associant le tannin aux sels de l'acide anhydro-oxyméthylène-diphosphorique, comme nous l'avons expérimenté nous-même en clientèle, avec des succès constants, on pourra formuler :

Tannin . . . . 0,10 centigr.
Anhydro-oxyméthylène diphosphate
acide de chaux et de magnésie. . 0,50 —
Un cachet avant chaque repas.
pour un cachet.

On prescrira pour une semaine, à la dose de 2 cachets par jour, et on suspendra le médicament une semaine sur deux.

Quinquina-Kola. Les troubles de l'appétit, si fréquents au début de la tuberculose, pourront être avantageusement combattus par les préparations de quinquina et de kola. Toutefois leur emploi sera modéré.

Teinture de kola . . . . } ââ 60 grammes.
— quinquina . . }

Une cuillerée à café dans du vin, deux fois par jour.

Hygiène thérapeutique. Les médicaments que nous venons d'examiner n'ont aucune action spécifique dans le traitement antituberculeux. Ce sont des adjuvants destinés à apporter des matériaux de défense dans la lutte engagée par l'organisme contre l'infection. La tuberculose peut être considérée comme une maladie greffée sur une déchéance organique. Le traitement diététique destiné à relever cette déchéance est donc le plus important de tous.

« Après des travaux sans nombre, dit Peter, la « médecine moderne, d'accord avec le bon sens, en « arrive à conclure que la meilleure médication des « tuberculeux est l'hygiène, l'hygiène qui empêche le « tuberculisable de devenir tuberculeux, et le tuber- « culeux de devenir plus tuberculisable. »

Cette hygiène thérapeutique devra s'appuyer exclusivement sur les trois points suivants que leur efficacité vraie a placés tout au premier plan : Suralimentation. Repos et Séjour au grand air.

Suralimentation. En suralimentant les tuberculeux, on se propose un double but : 1° modifier les territoires organiques en les rendant moins propices au développement du bacille tuberculeux ; 2° favoriser les phénomènes de cicatrisation des lésions, par une activité cellulaire exagérée (Grancher).

Sous l'influence de la suralimentation, la majorité des troubles s'amendent ou disparaissent : les sueurs, la toux, l'expectoration, les poussées fébriles ; le poids du corps augmente, le chiffre de l'urée excrétée s'élève, ce qui indique que les forces et la nutrition se relèvent.

Il n'y a pas de régime exclusif. On permettra les graisses, les légumes, les viandes noires et les viandes blanches, les hachis, les gelées, le caviar, les huiles, les cervelles et les poissons (aliments riches en phosphore et en graisses), les œufs, les légumes verts, les purées de légumes secs, le riz, les pâtes alimentaires, diverses farines sous forme de bouillies (notamment la farine d'avoine), le beurre, le fromage.

Les sucres seront prescrits à la dose journalière de 50 à 60 grammes ainsi que les bières phosphatées, le stout (bière anglaise), l'alcool ingéré à petites doses. Les condiments, les crudités, les épices, les pâtisseries, seront seuls interdits.

Voici une indication de régime des sanatoria allemands.

a) 1er déjeuner, 8 heures du matin : café ou thé au lait, ou chocolat, cacao, pain, beaucoup de beurre, miel, pâtisseries, parfois deux verres de lait pur, non bouilli, absorbé par petites gorgées.

b) 2e déjeuner : 10 heures du matin : lait comme ci-dessus, pain fortement beurré, œufs frais, ou consommé, jus de viande, ou bouillon.

c) Dîner : 1 heure de l'après-midi. Cinq ou six plats et dessert, café. Comme boisson, du vin.

d) Collation, 4 heures du soir : un ou deux verres de lait comme ci-dessus, pain et beurre.

e) Souper, 7 heures du soir : potage, viande rôtie, viande froide, salade et compote.

Comme boisson : bière ou vin.

f) Collation, 9 heures du soir : un verre de lait additionné de cognac (1).

Ce régime ne peut s'appliquer qu'aux tuberculeux non dyspeptiques; or, comme dans la grande majorité des cas, le manque d'appétit et les phénomènes dyspeptiques prédominent, il importera au médecin de surveiller attentivement son malade et de conseiller une alimentation substantielle, mais digeste. Grancher conseille tout d'abord, dans ces cas particulièrement difficiles, de supprimer tout médicament par la voie gastrique, à commencer par l'huile de foie de morue, l'arsenic, etc. Ces médicaments seront maintenus par la voie rectale ou sous-cutanée, si l'indication paraît nécessaire.

Voici le régime conseillé par Grancher. Le petit déjeuner du matin doit être pris d'assez bonne heure (entre 7 et 8 heures) et être substantiel sous un petit volume. Le malade absorbera deux œufs peu cuits ou crus, sans pain, et une petite tasse de café, de café au lait ou de thé, ou encore un peu de viande froide (jambon cru ou poulet). Si la digestion s'effectue bien, à 10 heures Grancher ajoute volontiers une cuillerée à soupe de pulpe de viande dans une tasse de bouillon froid et le repas de midi, est reporté, s'il le faut, à midi et demi. Sinon le deuxième déjeuner qui aura lieu vers 11 h. 1/2 ou midi, sera constitué d'après les règles du régime anti-

(1) Voir Dettweiler. *Traitement hygiénique de la phtisie.* — Paris, 1888.

dyspeptique ; mais si le malade a de la fièvre, il convient de se contenter d'un repas léger (un œuf ou un peu de viande rôtie, ou mieux, une cuiller à soupe de viande pulpée dans un peu de purée de pommes de terre). Le soir, si la fièvre est tombée, le repas pourra être plus copieux.

Les tuberculeux doivent boire très peu au repas afin d'activer leur digestion : un seul grand verre de liquide est souvent trop. L'eau pure ou mélangée d'un peu de vin blanc léger est la boisson de choix : le vin rouge doit, généralement, être prohibé. Le lait pur ou coupé d'eau est également recommandable, s'il est bien supporté (1).

Le traitement de la tuberculose par la viande crue a été introduit en thérapeutique par Ch. Richet et Héricourt. Ces deux auteurs ont voulu en faire une médication spécifique. A coup sûr, la zomothérapie, surtout à la période de germination et à la première période, a donné d'indéniables résultats. Voici comment on prescrit la viande crue : on en donne de 150 à 300 grammes par jour, en commençant par de petites doses : 40 à 50 grammes. On incorpore la pulpe de viande à une purée, à du bouillon dégraissé, à de la gelée de fruits, à des œufs brouillés, du punch.

Le *suc musculaire stérilisé*, obtenu en exprimant de la viande crue, avec une presse à main, sera prescrit aussi avantageusement, sinon plus, que la pulpe de

(1) Grancher. *Bulletin médical*, 8 décembre 1897.

viande. De 1.000 à 1.500 grammes de viande crue exprimée donnent de 100 à 150 grammes de plasma. Charles Richet et Héricourt prescrivent, par 24 heures, cette dose de 150 grammes, additionnée, si besoin est, de sirop d'écorces d'oranges amères.

Aérothérapie. Cure d'air. — L'influence de la vie en plein air sur l'évolution de la tuberculose a été signalée de tout temps : dans l'antiquité, Pline l'Ancien avait reconnu la nécessité des voyages. — Raulin, en 1750, recommandait les fenêtres ouvertes, dans les cas de tuberculose confirmée. Mais l'aérothérapie ne fut guère appliquée d'une façon rationnelle que depuis vingt-cinq ans seulement : les travaux de Brehmer, Benett, Dettweiler, Jaccoud, G. Sée, Daremberg, etc., en firent une méthode thérapeutique, à joindre à la suralimentation, au repos et à la médication reconstituante.

L'air libre, en effet, chasse rapidement les produits volatils dégagés par l'expiration, produits volatils plus nuisibles que l'oxyde de carbone, et qui sont composés d'ammoniaque, d'hydrogènes carburés et sulfurés, et de matières organiques entraînées par la vapeur d'eau.

L'air libre agit, en outre, par sa pureté chimique, ses propriétés oxydantes, sa pureté biologique et ses propriétés excitantes.

Pour réaliser la cure d'air libre, le sanatorium, dont nous parlerons plus loin, représente l'établissement de choix. Cependant, en hiver et dans les villes, les quelques précautions hygiéniques qui suivent devront être appliquées :

Le malade sera étendu sur une chaise longue, dans sa chambre, dont la fenêtre sera largement ouverte. Celle-ci ne sera fermée que dans les périodes de pluie et de brouillard ou en cas de vent violent. Chaudement couvert, le cou, la poitrine et les membres protégés par de l'ouate ou de la flanelle, le tuberculeux n'aura que le visage à l'air libre. Cette cure au grand air devra être renouvelée chaque jour; la nuit on maintiendra l'aération des chambres, d'une façon permanente.

Repos. — Le repos, qui diminue l'accumulation des déchets et favorise l'élimination, sera aussi nécessaire au tuberculeux que la suralimentation et la cure d'air. La fatigue est une source d'auto-intoxication et de dépense des matériaux de réserve. Elle détruit, en outre, des hydrates de carbone et, chez les sujets très maigres ou surmenés, de l'albumine.

Lumière. — Les effets de la lumière sur la vie de l'homme sont moins connus que sur la vie des végétaux. Quelques travaux récents nous permettent cependant d'affirmer que la lumière exerce, très probablement, une action sur les pigments sanguins, analogue à la fonction chlorophyllienne ; des faits d'observation courante le prouvent : une lumière diffuse intense agit sur les vaso-moteurs d'une façon énergique (érythème solaire), sur la destruction globulaire (pigmentation de la peau), et très vraisemblablement sur l'influx nerveux.

Chez les tuberculeux, la photothérapie ne devra être appliquée qu'avec circonspection. S'il est vrai qu'une atmosphère obscure est contraire aux malades, par contre une irradiation lumineuse trop intense n'est pas sans danger. « Le soleil doit caresser et non mordre les tuberculeux », a dit Daremberg.

Sanatoria. — C'est au sanatorium que les malades — surtout ceux de la classe pauvre et de la classe moyenne — trouveront réunies toutes les conditions favorables à leur guérison. La cure d'air, de repos, de suralimentation leur sera assurée au maximum.

« Le sanatorium est un asile construit dans un « endroit salubre, où l'air est pur de poussières, à une « demi-altitude de préférence, et dans lequel sont « reçus les malades atteints de tuberculose pulmonaire « ou laryngée au début.

« Toutes les précautions y sont prises pour que les « malades ne soient pas exposés à la réinfection.

« La discipline y est si sévère et les mesures « d'hygiène si bien surveillées qu'on peut affirmer que « c'est au sanatorium qu'on est le moins exposé à « contracter la tuberculose. » (Dr A. Knopf : *La tuberculose considérée comme maladie du peuple.*)

Les malades doivent être placés sous la surveillance constante d'un médecin.

Les résultats sont merveilleux. Sur 100 malades, les 2/3 peuvent être considérés comme radicalement guéris (1re et 2e périodes). Sur le dernier tiers, la moitié (17) ont repris leurs travaux, mais ont dû les interrompre de temps à autre ; 10 sont restés stationnaires et 6 sont décédés.

Il serait donc à souhaiter que tous les tuberculeux, surtout au début, quand le mal est décelé, puissent se rendre dans un sanatorium et y recevoir les soins voulus ; malheureusement nos sanatoria ne sont pas assez nombreux. En Allemagne et en Angleterre, la lutte tout entière contre la tuberculose repose surtout sur la création d'innombrables sanatoria où sont soignés les tuberculeux chez qui le diagnostic précoce a été posé. Il serait à souhaiter que cet exemple fût suivi en France, et que les crédits alloués par l'État ou les Communes soient surtout destinés à la création de sanatoria pour jeunes élèves.

Les *cantines de suralimentation* et l'*école en plein air* doivent entrer de plus en plus dans nos mœurs. A leur sujet, récemment, M. Édouard Petit s'exprimait ainsi : « Et le mal (la tuberculose) ira grandissant, si l'on n'y porte remède. »

Comment ? Tout récemment, au sein d'une commission instituée par l'Alliance d'hygiène sociale, sur l'initiative de MM. Léon Bourgeois, Cheysson, Raoul Bompard, Edouard Fuster, et où se rencontraient médecins, mères de famille, éducateurs, le docteur Méry, qui continue la lutte contre la tuberculose infantile, entreprise par le professeur Grancher, proposait un plan d'action nettement tracé.

Selon le degré de faiblesse constaté chez l'enfant, quatre modes de préservation peuvent être employés si, dans les grands centres, on est décidé à « sauver la graine », comme disait Grancher.

S'agit-il d'enfants simplement débiles, malingres, à qui il faut donner des forces ?

On doit, à la cantine scolaire, les alimenter davantage, ajouter un supplément à la portion quotidienne, distribuer à ces maigriots, à ces chétifs un peu d'huile de foie de morue, de viande hachée. C'est affaire d'entente avec la Caisse des Écoles.

Les enfants sont-ils plus faibles, plus délicats ? Les exercices de gymnastique respiratoire, tels que les fait pratiquer le dévoué docteur Dufestel dans une école de Belleville, doivent s'ajouter à la suralimentation.

Est-on en présence d'enfants malheureux, atteints de lésions tuberculeuses à leur extrême début et qui sont curables ? L'école de plein air est tout indiquée pour eux.

L'école de plein air pourra être un externat où, pendant la belle saison, on amènera les enfants le matin et où, tout le jour, pendant six mois, ils seront soumis à une suralimentation, à des exercices, à des siestes méthodiquement réglés.

L'école de plein air, nécessaire pour de très nombreux écoliers parisiens, est-elle de réalisation possible aux environs de Paris ? Elle l'est, si les caisses des Écoles, dont quelques-unes sont déjà propriétaires de villas à usage de colonies de vacances, prêtent leurs locaux, si la ville est résolue à tenter un effort, comme la municipalité l'a fait à Lyon, sur l'initiative du maire, M. Edouard Henriot. C'est une œuvre de salut, dont la réalisation s'impose, et ne peut être retardée davantage. L'Alliance d'hygiène sociale n'aura de cesse que, par une campagne systématique, que par des appels incessants à l'opinion, elle ne l'ait menée à bien.

Coloniés-Sanatoria. — « Faire de l'enfant un petit « paysan : changer la vie urbaine par la vie agreste, la « vie dans les chambres par la vie des champs, la pri- « vation de soleil par l'exposition au soleil, la crainte « du froid par sa recherche, les bains chauds par les « bains de rivière, le repos par l'activité, les exercices « intellectuels par les musculaires; en un mot vivre « de la vie naturelle : tel est le vrai traitement pro- « phylactique de la tuberculose. » Ces paroles du professeur Peter ont été en partie réalisées — en partie seulement... — depuis quelques années, avec la création des colonies scolaires qui peuvent être considérées comme des auxiliaires utiles dans la lutte contre le fléau. Les enfants y acquièrent une vigueur nouvelle, prennent des forces, élargissent leur capacité pulmonaire, et dans les grandes villes, les prédisposés tendent à diminuer de nombre. Malheureusement ces colonies ne sont ni assez nombreuses, ni assez généralisées. Elles devraient occuper au moins 1/3 de l'année scolaire du jeune enfant, qu'il fût ou non tuberculeux.

Le tuberculeux vrai, ou le prédisposé, y passerait l'année tout entière : son existence s'y écoulerait dans le repos presque complet, au grand air, avec le minimum de dépenses physiques ou intellectuelles.

Ce que nous rêvons n'est donc pas la colonie scolaire telle qu'elle existe actuellement, de façon temporaire;

— ce serait plutôt la colonie-sanatorium qui recevrait pendant de longs mois, de longues années si cela était nécessaire, les élèves et les maîtres atteints ou prédisposés. — Le sanatorium, comme nous l'avons établi plus haut, est peu contagieux : les germes morbides s'y atténuent et perdent toute virulence. Dès lors, aucune crainte, au point de vue contagion : les temporaires ne seraient pas contaminés par les permanents.

Il devrait y avoir une colonie sanatorium par arrondissement, une vingtaine au moins autour de la capitale. Des médecins, choisis parmi les médecins-inspecteurs des écoles, en assureraient le service.

En cas de tuberculose à la période de germination nettement constatée lors de sa visite hebdomadaire, le médecin des écoles saura alors quelle conduite tenir : sans même chercher à instituer un traitement quelconque, il enverra, à son collègue de la colonie sanatorium, le petit malade muni de sa fiche de diagnostic.

A la colonie-sanatorium seulement, le double traitement hygiénique (repos, grand air, suralimentation), médicamenteux (médication phosphorée et arsenicale) sera institué. Les pages consacrées plus haut au traitement pourront être consultées avec profit ; le médecin choisira, suivant les cas, les médicaments qu'il jugera utiles à son petit malade : le traitement spécifique de la tuberculose n'existant pas, nous ne prétendons pas imposer, on le comprendra, de thérapeutique nettement délimitée.

Les mutualités scolaires. — « Tout cela est bel et

bon, nous objectera-t-on, mais où trouver des crédits suffisants pour instituer tant de moyens de défense contre la maladie ? »

Nous allons répondre à cette question.

Une association s'est formée, depuis quelques années déjà, à l'instigation de philanthropes qui ont versé les premiers fonds : nous avons cité la Mutualité scolaire.

La Mutualité scolaire est encore à l'aurore, et son rôle actuel, bien délimité, est surtout de venir en aide, au point de vue des besoins matériels de la vie, aux jeunes écoliers qu'une cause quelconque (maladie, le plus souvent) tient éloignés de l'école. Telle quelle, elle a atteint un but utilitaire, dont l'importance n'échappe à personne : de généreux donateurs, du reste, se sont intéressés à cette question, palpitante d'actualité et ont subventionné, dans des proportions souvent considérables, les caisses des mutualités.

Mais comparativement, que seront les mutualités futures ? Que sera l'école de demain ?

De renseignements obligeamment fournis par un homme qui a donné sans compter à la mutualité de sa région, — nous avons nommé M. Léon Mernier, le dévoué président de la Mutualité scolaire de Monthermé (Ardennes) — voici ce qu'il nous est permis de conclure :

L'école de demain sera riche. L'écolier qui apporte chaque lundi sur la chaire de son maître, son décime, a dans les quinze mille écoles de France, des imitateurs parmi des milliers de ses camarades (Bretons, Normands, Picards, Lorrains). Bientôt, et au fur et à mesure que ces saines et fraternelles idées de mutualité se développent, les apprentis mutualistes deviendront plus nombreux. Quand ils auront atteint le chiffre de 500.000, ils mettront chaque semaine, dans la caisse commune, une somme de 50.000 francs. Ce total, au bout d'une année, sera devenu 2.400.000 francs. De cette somme, la moitié sera inscrite au livret individuel. Mais l'autre moitié, pourra, d'après la bienfaisante loi du 1er avril 1898, être consacrée à des besoins utilitaires d'intérêt général. Sans vouloir exagérer ce rêve d'avenir et dire, avec Edouard Petit : « L'Ecole sera propriétaire, l'Ecole gérera ses immeubles, l'Ecole nombrera ses récoltes dans des champs à elle... », nous envisageons d'une façon plus modeste cette question et disons simplement : « La Mutualité scolaire peut puissamment aider l'élève et le maître dans la lutte antituberculeuse : tout d'abord, en subventionnant tant soit peu les bâtiments scolaires (il faut prendre les devants puisque l'Etat ou les communes se laissent difficilement entamer) et en assurant une hygiène plus parfaite des locaux et des mobiliers ; en fournissant des aliments sains et confortables et en donnant de l'extension à l'œuvre des cantines scolaires ; enfin et surtout, en développant le nombre des caravanes, les leçons de gymnastique respiratoire, comme nous l'avons indiqué plus haut et en fondant des colonies-sanatoria pour les élèves et les instituteurs.

... Voilà, rêve réalisable dans un avenir assez rapproché, ce que sont susceptibles de faire les Mutualités grâce aux instituteurs, aux institutrices, aux Présidents des Mutualités scolaires de France ; le chemin parcouru est déjà immense. Au fur et à mesure que les jeunes élèves ou leurs parents comprendront mieux la nécessité de ce léger pécule apporté à l'œuvre commune, l'extension que nous souhaitons sera devenue considérable et nos projets paraîtront moins chimériques. — En attendant, l'élan est donné (1).

(1) Léon Mernier, Président de la Mutualité Scolaire de Monthermé (Ardennes).

CONCLUSIONS

A) La thérapeutique préventive de la tuberculose dans les écoles primaires peut être obtenue :

1° En luttant par tous les moyens possibles contre l'alcoolisme des générateurs.

2° En modifiant utilement l'horaire des classes et en laissant une grande partie de l'emploi du temps consacré à des soins d'hygiène corporelle élémentaire : bains-douches ; en recourant à des exercices de gymnastique rationnelle : gymnastique respiratoire.

3° En favorisant la création de crachoirs antiseptiques.

B) La thérapeutique actuelle du tuberculeux peut se résumer, dans ses grandes lignes, dans les trois notions suivantes qu'il importe de favoriser au maximum : Suralimentation. Repos. Cure d'air. La médication phosphorée et arsenicale, non spécifique de la tuberculose, peut leur être adjointe, pour le plus grand bien du malade.

C) Les colonies-sanatoria avec médecins spécialement attachés à ces établissements devraient être créées et répandues sur tout le territoire de la République. En attendant des subsides qu'un gouvernement peu riche ne peut leur procurer, les colonies sanatoria pourraient être subventionnées presque exclusivement par l'œuvre des Mutualités scolaires.

L'ouvrage purement scolaire *l'Hygiène dans les examens primaires* contient les devoirs d'élèves se rapportant à ce chapitre.

CONCLUSIONS GÉNÉRALES

Un tel ouvrage ne peut guère présenter de conclusions : chaque chapitre, offrant un tout complet, renferme en lui-même ses desiderata nécessaires. Nous n'ajouterons donc rien aux chapitres qui précèdent : l'hygiène des locaux et des mobiliers, le diagnostic précoce de la tuberculose, la Colonie-Sanatorium, tout a été étudié en son lieu et place.

Nous formulerons cependant quelques vœux encore : Nous avons sous les yeux, au moment où nous écrivons ces lignes, une pancarte imprimée qui fut suspendue en son temps dans la plupart des Ecoles primaires de France. Cette pancarte relate les prescriptions hygiéniques à prendre en cas de maladies épidémiques et contagieuses : c'est un *modus faciendi* complet à l'usage des maîtres.

Les Maladies épidémiques et contagieuses examinées sont les suivantes :

Variole	Oreillons
Scarlatine.	Diphtérie
Rougeole.	Coqueluche
Varicelle.	Teigne. Pelade

Comme on le voit, aucune mention n'est faite de la Tuberculose. Ce tableau est cependant excellent ; d'abord parce qu'il est imprimé et qu'en France tout ce qui est imprimé a force de loi, ensuite parce qu'il marque un progrès sensible sur l'état de choses antérieur. Mais combien il serait à souhaiter qu'un tableau spécial concernant la Tuberculose, et faisant le pendant de celui-là, fût placardé mille et mille fois dans les établissement scolaires de France !... Comme il serait à souhaiter qu'un pareil tableau détaillât par le menu et sous forme d'arrêts sans appel, les prescriptions à prendre en présence de la Tuberculose !... Le rôle de chacun y serait nettement tracé : élève, maître, parents, médecin-inspecteur.

C'est sur le rôle social du médecin-inspecteur tel que nous le concevons que nous terminerons ce modeste volume.

Dans un journal médical (1) ayant paru récemment, nous lisions qu'une société savante émettait le vœu que les docteurs en médecine candidats à l'emploi de médecin-inspecteur des Ecoles justifiassent d'un stage de trois mois au moins dans un hôpital où sont enseignées les maladies de la peau. Cette proposition, bien que très imparfaite, marque une excellente tendance vers un esprit de réformes. — Avant de passer outre, nous nous permettrons de faire remarquer qu'il serait plus utile, plus rationnel, de faire faire au futur médecin-inspecteur un stage dans les hôpitaux d'enfants, à Paris ou en province. Ce stage aurait une durée qui ne serait pas inférieure à six mois : le candidat s'initierait ainsi à l'étude clinique des maladies infantiles qu'il sera exposé à rencontrer plus tard. Le programme des Facultés de Médecine, en effet n'exigeant pas des futurs docteurs une étude clinique hospitalière des maladies de l'enfance, il en résulte que beaucoup de médecins éprouvent une difficulté insurmontable à poser un diagnostic ferme de quelques-unes des affections du jeune âge. Ce stage élémentaire une fois fait, et fait

(1) Le *Bulletin Médical*. Janvier 1907.

sous un contrôle sérieux, soit pendant le cours de ses études, soit après l'obtention de son titre de docteur en médecine — le futur inspecteur des Ecoles, au lieu d'être choisi au hasard, suivant le gré de municipalités complaisantes ou favorablement prévenues — parmi des candidats chaudement recommandés — serait recruté à l'aide d'un concours portant exclusivement sur ses titres et travaux scientifiques : de la valeur réelle de ces derniers dépendrait sa nomination. — Nous ne sommes pas partisan en effet, d'un concours sur épreuves, qui donnerait naissance à un diplôme nouveau : le diplôme de docteur en médecine forme un tout intangible qu'il ne faut morceler en aucune façon. Rappelons à ce propos que les certificats de médecine légale et psychiatrie, les certificats d'hygiène, délivrés indictinctement à des architectes, des ingénieurs ou des étudiants en médecine par la Faculté de Lille (Mars 1907), ont provoqué dans le monde médical un mouvement très défavorable, mouvement qui s'est traduit au récent Congrès des Praticiens, par des protestations indignées.

A notre sens, le stage préalable exigé et le concours sur titres scientifiques suffirait amplement à un excellent recrutement des médecins-inspecteurs des Ecoles.

Ces fonctionnaires nouveaux — qu'on nous pardonne cette création nouvelle, à une époque où le fonctionnarisme subit de si rudes assauts — ces fonctionnaires nouveaux auraient au moins le mérite appréciable d'être foncièrement utiles et de mériter en tous points leurs appointements, si élevés soient-ils. Ils seraient de l'Ecole, presqu'au même titre que le personnel enseignant. — Ils y feraient de longues et fréquentes visites, examinant les cas suspects et envoyant à la Colonie-Sanatorium entre les mains d'un collègue, les écoliers qu'un traitement spécial pourrait améliorer et guérir. — Nous n'insisterons pas plus longuement sur le rôle de ces médecins : leurs fonctions pratiques, en effet, ont été longuement examinées dans le courant de ce volume.

C'est sur ce dernier vœu que nous fermerons ce livre.

A. SÉCHERET.

Dr G. SÉCHERET.

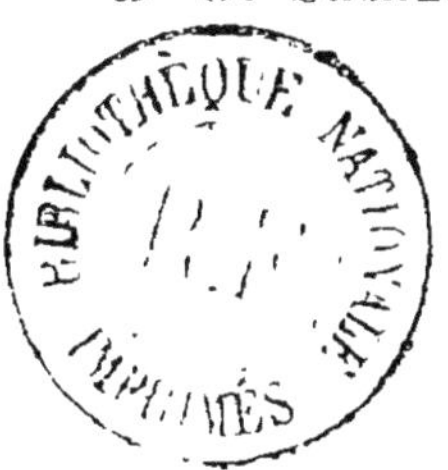

TABLE DES MATIÈRES

CHAPITRE II

Hygiène de l'enfant.

CHAPITRE III

Hygiène du maître.

CHAPITRE IV

Le diagnostic précoce de la tuberculose.

CHAPITRE V

La thérapeutique préventive de la tuberculose dans les écoles primaires. — Traitement de la tuberculose à la période de germination. — Conduite à tenir.

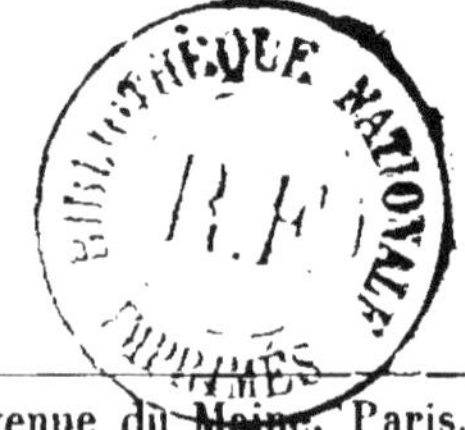

Imprimerie Téqui et Guillonneau, 70, avenue du Maine, Paris.

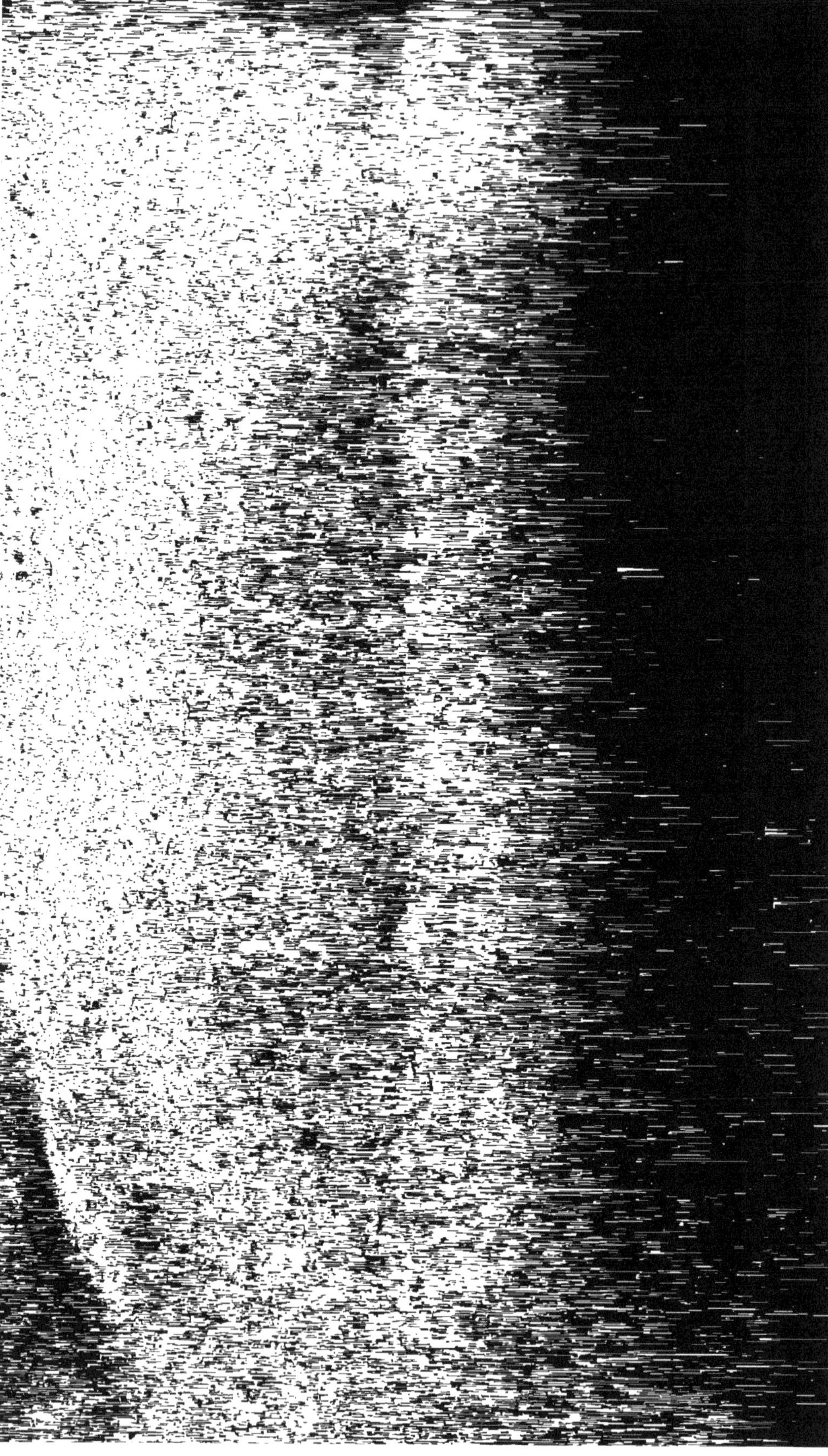

www.ingramcontent.com/pod-product-compliance
Ingram Content Group UK Ltd.
Pitfield, Milton Keynes, MK11 3LW, UK
UKHW021055270726
13967UKWH00012B/1411